PRÉCIS

DE

SCIENCE DENTAIRE

COMPRENANT

LA MATIÈRE MÉDICALE, LA PHYSIOLOGIE, LA PATHOLOGIE

ET LA THÉRAPEUTIQUE DENTAIRES

PAR

LUMAN C. INGERSOLL, A. M., D. D. S.

DOYEN DE LA SECTION DENTAIRE DE L'UNIVERSITÉ DE L'ÉTAT D'IOWA (E.-U.)

Traduction du D.r G. DARIN

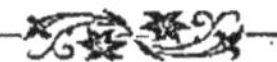

PUBLIÉ PAR C. ASH ET FILS

LONDRES

Succursales { Paris, Berlin, Hambourg, Vienne, Saint-Pétersbourg, Copenhague, Liverpool, Manchester, New-York (États-Unis).

PARIS, rue du 4 Septembre. 23.

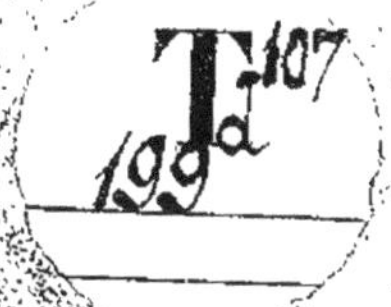

PRÉCIS

DE

SCIENCE DENTAIRE

IMPRIMERIE PAUL BOUSREZ. — TOURS

PRÉCIS

DE

SCIENCE DENTAIRE

COMPRENANT

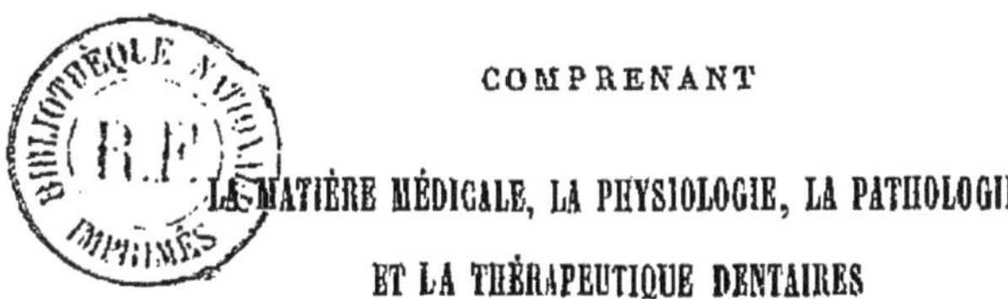

LA MATIÈRE MÉDICALE, LA PHYSIOLOGIE, LA PATHOLOGIE

ET LA THÉRAPEUTIQUE DENTAIRES

PAR

LUMAN C. INGERSOLL, A. M., D. D. S.

DOYEN DE LA SECTION DENTAIRE DE L'UNIVERSITÉ DE L'ÉTAT D'IOWA (E.-U.)

TRADUCTION DU Dr G. DARIN

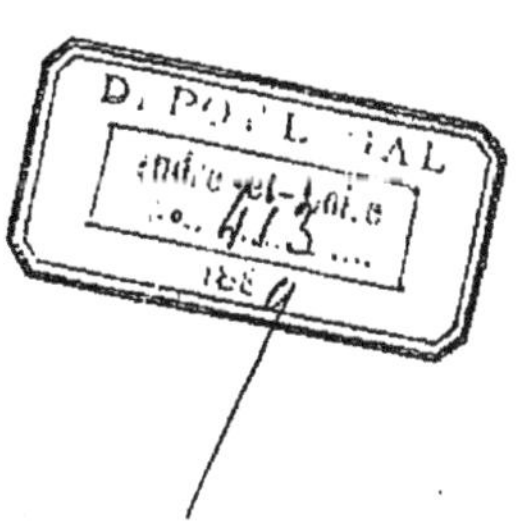

PUBLIÉ PAR C. ASH ET FILS

LONDRES

Succursales
{ Paris, Berlin, Hambourg, Vienne.
Saint-Pétersbourg, Copenhague,
Liverpool, Manchester,
New-York, États-Unis.

PARIS, 22, rue du 4 Septembre

PRÉFACE

Les trois chapitres de cet ouvrage sont un compendium du cours fait par l'auteur à la section dentaire de l'Université de l'état d'Iowa.

Le professeur ne s'étant pas proprosé de parcourir dans son cours tout le champ de la littérature dentaire, l'abrégé sera encore nécessairement beaucoup plus restreint. Son but avait été simplement de mettre en relief les faits et les principes fondamentaux sur lesquels reposent la pratique de l'odontotechnie.

Aussi ses leçons avaient-elles été préparées à un point de vue professionnel. Dans mon cours, j'ai cassé beaucoup de noix ; dans l'abrégé j'ai rejeté les coquilles pour ne conserver que les amandes.

J'ai adopté le système par demandes et par réponses comme le moyen le plus direct de fixer l'attention sur les faits et les principes à retenir, et comme le mode le plus concis pour les formuler.

J'ai commencé par la matière médicale, parce que c'est la science la plus facile à comprendre, la plus accessible à la masse des étudiants qui abordent l'enseignement de notre spécialité, sans avoir l'esprit encore suffisamment préparé à l'étude de la Physiologie et de la Pathologie.

PRÉCIS

DE

SCIENCE DENTAIRE

CHAPITRE PREMIER

MATIÈRE MÉDICALE

(La matière médicale, entendue au sens large, est la partie de la médecine qui étudie l'histoire, la nature chimique, les propriétés médicinales et l'action thérapeutique de toutes les substances utilisées actuellement, comme médicaments. Les pharmacopées ou codex de tous les pays sont des recueils où l'ensemble de ces connaissances se trouve exposé. Le nombre des médicaments doit être réduit au minimum possible pour assurer les résultats voulus. Il vaut mieux aborder la pratique de l'art dentaire avec quelques agents, éprouvés par une longue expérience des maîtres de la profession, plutôt que d'en essayer beaucoup de nouveaux dont les effets sont encore douteux. Ce sont des premiers que nous nous occupons ici. Il ne faut expérimenter de nouveaux médicaments que quand ceux qu'on a essayés ont échoué, ou ont une action trop faible, ou enfin quand les idiosyncrasies du sujet s'opposent à leur emploi.)

De quoi traite la matière médicale ?

Réponse. — Des propriétés des agents employés comme médicaments.

Comment se classent les médicaments ?

Réponse. — Suivant leurs effets.

Nommer les différentes classes des agents généralement employé par les dentistes .

Réponse. — Stimulants. Caustiques.
Toniques. Escharotiques.
Sédatifs. Antiseptiques.
Narcotiques. Désinfectants.
Réfrigérants. Laxatifs.
Astringents. Anesthésiques.
Styptiques.

De quelles manières emploie-t-on les médicaments?

Réponse. — Sous forme locale et sous forme générale.

Qu'entend-on par usage local et par usage général des médicaments ?

Réponse. — Les médicaments sont employés *localement* quand on les applique sur une partie locale et circonscrite ; et *généralement* quand on les administre à l'intérieur de façon à les faire agir sur toute l'économie.

Quelle est, des deux méthodes, celle qui convient spécialement à la pratique de l'art dentaire ?

Réponse. — La méthode locale.

Les affections dentaires sont-elles locales ou générales ?

Réponse. — Elles sont ordinairement locales ; mais une affection locale peut produire une maladie générale.

Dans ce dernier cas, à quelle classe de médicaments faut-il recourir ?

Réponse. — Aux médicaments locaux, car l'éloignement de la cause locale suffira, le plus souvent, à apaiser les symptômes généraux.

Une maladie générale peut-elle se manifester localement dans les organes dentaires ?

Réponse. — Oui.

En donner un exemple :

Réponse. — La fièvre intermittente se traduit quelquefois par une névralgie faciale.

Quels genres de médicament sont indiqués dans un cas de ce genre ?

Réponse. — Des médicaments généraux aussi bien que locaux ; ceux-ci pour soulager la souffrance locale, les premiers pour faire disparaître la cause du mal.

Est-il prudent pour les dentistes d'essayer de traiter une maladie générale ?

Réponse. — Non, l'expérience plus étendue du médecin lui donne plus de chances de succès.

STIMULANTS

Définition. — On donne ce nom aux médicaments qui ont la propriété d'exciter plus ou moins promptement, et d'une manière manifeste, l'action organique des systèmes nerveux et vasculaire.

Indiquer l'étymologie et la signification primitive du mot *Stimulant*, ainsi que le singulier et le pluriel du mot latin correspondant.

Réponse. — Ce mot vient de *Stimulare*, aiguillonner, exciter, ou de *Stimulus*, aiguillon, pluriel *Stimuli*.

Comment classe-t-on les stimulants ?

Réponse. — Il y a deux bases de classification, savoir :

1° Le système auquel ils s'adressent, nerveux ou vasculaire ;

2° Suivant leur mode d'action, et on les distingue alors en diffusibles et persistants.

Qu'est-ce qu'un stimulant diffusible ?

Réponse. — Celui qui a une action prompte, mais de peu de durée.

Qu'est-ce qu'un stimulant persistant ?

Réponse. — Celui qui a une action moins prompte, mais toujours plus durable.

Quels sont les stimulants le plus en usage parmi les dentistes ?

Réponse. — Le capsicum, l'essence de girofle, la créosote, la chaleur et le froid, et les diverses essences végétales.

Quel est, parmi ces agents, celui dont l'action est tout à la fois la plus prompte et la plus persistante ?

Réponse. — Le capsicum.

Décrire ce médicament.

Réponse. — C'est une poudre végétale rouge-jaunâtre, de saveur vive, piquante, un peu amère, avec une sensation de brûlure dans toute la bouche.

Quelle en est la solubilité ?

Réponse. — Légèrement soluble dans l'eau vinaigrée ; très soluble dans l'alcool et l'éther.

Quelles sont les préparations de *Capsicum* qui se trouvent ordirement dans les officines ?

Réponse. — L'*extrait* et la *teinture.*

Pourquoi le *Capsicum* convient-il particulièrement comme topique ?

Réponse. — Parce que son action est prompte et persistante et qu'il ne saurait amener la vésication que s'il est confiné.

Dans quelles conditions morbides est-il spécialement indiqué ?

Réponse. — Dans les inflammations chroniques, les indurations, la périostite alvéolo-dentaire et dans les abcès au début.

Dans quelle combinaison s'emploie-t-il comme calmant ?

Réponse. — En combinaison avec le chloroforme et la teinture d'aconit, parties égales.

Doit-il, sous cette forme, s'appliquer extérieurement en compresse ?

Réponse. — Non, à moins de chercher à produire la vésication. Il faut en imbiber une boulette d'ouate que l'on promène légèrement sur la partie affectée.

Essence de girofles.

Décrire cette essence.

Réponse. — C'est une huile essentielle aromatique que l'on obtient par la distillation des clous de girofle ; elle est très fluide, limpide et incolore ; devient jaunâtre par l'exposition à l'air et finit par prendre une couleur brun-rougeâtre.

Quelles sont ses falsifications communes et comment peut-on s'assurer de sa pureté ?

Réponse. — On la falsifie avec d'autres essences. Son poids spécifique étant supérieur à celui de l'eau, si on ajoute ce dernier liquide, l'essence de girofle se trouvera au fond du flacon, excepté quand elle est adultérée avec l'essence de cannelle qui est aussi plus lourde que l'eau.

Quels sont les deux éléments les plus saillants et les plus importants de cette essence ?

Réponse. — Une huile aromatique et piquante, et du tannin en égales proportions.

Quels en sont les effets ?

Réponse. — Une action stimulante, prompte et vive et une action astringente.

Quel en est l'usage en thérapeutique dentaire ?

Réponse. — On l'emploie pour calmer la douleur des pulpes exposées ; elle convient particulièrement chez les enfants et dans tous les cas où l'ivoire est privé de sels calcaires.

Est-ce un antiseptique ?

Réponse. — A un léger degré seulement ; mais, grâce à ses propriétés, elle est indiquée dans tous les cas d'ulcération superficielle et profonde.

Créosote.

Décrire l'apparence de ce corps et ses propriétés.

Réponse. — La créosote pure s'obtient par la distillation du goudron de bois dont il retient l'odeur ; c'est un liquide huileux, presque incolore ; un stimulant prompt dans son action, donnant dans la bouche une vive sensation de piqûre et de brûlure ; excite une circulation active dans les parties avec lesquelles on le met en contact ; combinée avec l'essence de girofle, parties égales, elle constitue l'un des calmants les plus précieux pour les pulpes mises à nu. (On reviendra sur ce médicament avec plus de détail à la section des antiseptiques.)

Chaleur et froid.

Quel est l'effet de l'application de la chaleur sur les tissus ?

Réponse. — La chaleur dilate les vaisseaux sanguins et augmente la circulation.

Quel est l'effet du froid ?

Réponse. — Le froid contracte les vaisseaux et diminue la circulation ; il réduit aussi la chaleur des parties enflammées.

Quel est l'effet de la chaleur dans les cas de pulpite aiguë ?

Réponse. — Une chaleur modérée augmente la douleur, une chaleur intense l'apaise.

Quel est l'effet du froid dans la même condition ?

Réponse. — Il augmente la douleur.

Quel est l'effet du froid dans les cas d'inflammation chronique ?

Réponse. — Il la soulage.

Quel est l'usage spécial de la glace ?

Réponse. — La glace s'emploie pour empêcher un abcès alvéolaire de venir s'ouvrir à l'extérieur de la face.

Quelle est la meilleure manière d'appliquer l'eau froide pour soulager les douleurs de dents?

Réponse. — En compresses, extérieurement.

Dans les cas d'inflammation chronique du périoste radiculaire, quel est le meilleur mode d'emploi de la chaleur ?

Réponse. — En bain de pieds chaud et par l'administration interne de thé chaud au gingembre ou d'autre thé stimulant.

De quelle façon peut-on combiner les effets de la chaleur et du froid tout ensemble ?

Réponse. — En réchauffant les pieds et mettant de l'eau froide sur la face.

Comment, et en vertu de quel principe, les effets stimulants du froid peuvent-ils amener la chaleur ?

Réponse. — En employant un froid intense ; l'effet étant d'exciter une réaction vitale.

Donnez des exemples.

Réponse. — Un grand courant d'air froid détermine la chaleur et la transpiration ; les doigts qui manient de la neige, deviennent rouges et chauds.

Teinture d'iode.

Comment l'obtient-on ?

Réponse. — L'iode se retire des cendres de plantes marines ; il se trouve dans les pharmacies sous forme de lames *cristallines* pourpres et d'un éclat métallique, et sous forme de *teinture*.

Quel est son usage en pratique dentaire ?

Réponse. — Il sert comme fondant, c'est-à-dire pour provoquer la résorption des tumeurs et des engorgements, et aussi pour apaiser l'inflammation de la membrane alvéolo-dentaire et pour entraver la marche des abcès.

Préparation. — Teinture : Une partie de cristaux d'iode pour 12 parties en poids d'alcool.

Solution aqueuse : 16 grammes d'iodure de potassium, 8 d'iode, 96 d'eau tiède. On commence par dissoudre l'iodure de potassium.

Pourquoi les solutions aqueuses sont-elles préférables ?

Réponse. — Parce que l'eau est plus facilement absorbée par la gencive que les préparations alcooliques.

TONIQUES

Définition. — On donne le nom de toniques aux médicaments qui ont la propriété d'exciter lentement et par des *degrés insensibles* l'action organique des divers systèmes de l'économie, et d'augmenter leur force d'une manière durable.

A quelle classe de médicaments les toniques sont-ils alliés ?

Réponse. — Aux stimulants.

Quelle est, expérimentalement, la différence entre un stimulant et un tonique ?

Réponse. — Le stimulant produit une impression très prompte et d'une manière *manifeste :* tandis que le tonique produit une impression si légère qu'elle est à peine *sentie.*

Comment utiliserait-on un stimulant pour en tirer un effet tonique ?

Réponse. — En l'atténuant jusqu'à ce qu'il exerce une action modérée.

Quels sont les autres toniques qu'on peut employer en dehors des stimulants légers ?

Réponse. — Le sulfate de zinc, le tannin, le thé, le camphre.

Décrire le sulfate de zinc ?

Réponse. — C'est un sel transparent, incolore, cristallisant, en prisme à 4 pans et ayant une saveur métallique désagréable.

Quel est le caractère du sulfate de zinc du commerce ?

Réponse. — Il est impur et ne doit jamais être utilisé comme médicament ; on le désigne sous le nom de *vitriol blanc.*

Quelles sont les propriétés du sulfate de zinc ?

Réponse. — Il est tonique, astringent et caustique à l'état concentré.

Est-il recommandé à l'état caustique ?

Réponse. — Non, à cause de la douleur qu'il produit.

Quelle est la force des préparations recommandées ?

Réponse. — Cinq à vingt-cinq centigrammes pour trente grammes d'eau. Il est insoluble dans l'alcool.

Dans quel cas le sulfate de zinc est-il spécialement indiqué ?

Réponse. — Dans le cas d'ulcération chronique, n'ayant pas le caractère malin et pour stimuler l'action des parties affaiblies.

Quelle est son action dans la réduction des inflammations?

Réponse. — Par son astringence, il contracte et dégorge les vaisseaux sanguins.

Quelle est son utilité dans les états morbides de la gencive et des parties contiguës?

Réponse. — C'est un agent précieux dans l'ulcération de la gencive au voisinage du collet dentaire et dans la pyorrhée alvéolaire.

Quelle est la particularité de cette préparation qui en fait un si bon topique pour la gencive?

Réponse. — C'est que, étant en solution aqueuse, elle est absorbée plus faiblement que les médicaments alcooliques.

Thé.

Le thé est-il un tonique vasculaire ou nerveux?

Réponse. — C'est un tonique nerveux.

Quelles sont les deux variétés de thé qui se trouvent dans le commerce et comment les distingue-t-on?

Réponse. — Il y a du thé vert et noir; le thé vert a une feuille longue et pointue, trois fois aussi longue que large; la feuille du thé noir est un tiers plus courte.

Quels sont les éléments contenus dans le thé?

Réponse. — Une essence volatile, de l'acide tannique, de la théïne, de l'albumine et quelques autres éléments de moindre importance.

Auxquels de ces éléments le thé doit-il ses effets stimulants et toniques?

Réponse. — A l'essence volatile et à la théïne, surtout à cette dernière.

Quelle est la variété de thé qui contient le plus de théïne?

Réponse. — La verte; elle en renferme de 2 à 4 0[0.

Quelle est sa saveur?

Réponse. — Astringente, aromatique et rafraîchissante.

A quel élément est due l'astringence?

Réponse. — Au tannin.

Quelles sont les autres propriétés du thé?

Réponse. — Il est antifébrile, il calme la chaleur de la bouche, est désinfectant et légèrement antiseptique.

Dans quel cas son emploi est-il spécialement indiqué ?

Réponse. — Après l'extraction des dents, pour corriger toute saveur désagréable de la bouche et favoriser la cicatrisation des gencives dilacérées et enflammées.

Sous quelle forme l'emploie-t-on ?

Réponse. — En décoction, 2 ou 3 fois aussi forte que celle préparée pour la table, non pas chaude, mais froide.

Camphre.

Sa description.

Réponse. — C'est un produit immédiat, qu'on retire par distillation, de certains végétaux ; il est blanc, transparent, tenace, d'une odeur piquante, pénétrante et aromatique ; soluble dans l'alcool, l'acide acétique, le chloroforme et les huiles fixes. L'alcool forme une solution de 75 0[0.

Quelles sont les propriétés du camphre ?

Réponse. — Il est sédatif, tonique et donne une sensation de fraîcheur

Quelle est son action la plus directe ?

Réponse. — Il agit primitivement sur les nerfs, et secondairement sur le système vasculaire.

NARCOTIQUES ET SÉDATIFS.

Définition. — Ce sont des médicaments qui calment l'irritabilité des organes, soulagent la douleur et favorisent le sommeil.

Quel est le principal des narcotiques employés localement ?

Réponse. — Les préparations d'opium.

Opium.

Sa description.

Réponse. — L'opium est le suc épaissi des capsules du *pavot somnifère*, médicament très actif, produisant le sommeil et la mort. A doses légères, il s'emploie comme sédatif, agissant sur le système nerveux.

Laudanum.

Qu'est-ce que le laudanum ?

Réponse. — Une teinture d'opium qui contient environ 38 grammes d'opium pour 1|2 litre d'alcool et d'eau, en parties égales.

Quelle est l'autre préparation opiacée qui convient comme topique ?

Réponse. — Le vin d'opium. On le prépare en faisant macérer 60 grammes d'opium en poudre avec de la cauelle et des clous de girofle pulvérisés (aa 3 gr. 75) dans 1|2 litre de vin de Xérès pendant 7 jours et filtrant ensuite.

Comment ce médicament se comporte-t-il en vieillissant ?

Réponse. — Il perd peu à peu son effet sédatif.

Quelle est celle de ces préparations qui est préférable ?

Réponse. — Le vin d'opium.

Comment la sédation se produit-elle ?

Réponse. — De deux manières : elle peut se produire *mécaniquement* en enlevant la cause de l'irritation, comme lorsqu'on empêche l'air d'arriver sur une pulpe enflammée, ou *fonctionnellement* en apaisant la susceptibilité des nerfs à l'effet d'un irritant.

Les stimulants peuvent-ils produire un effet sédatif ?

Réponse. — Oui, comme effet secondaire.

Quels sont les stimulants capables de produire cet effet secondaire ?

Réponse. — L'alcool, le chloroforme, la créosote, l'acide phénique, la teinture d'aconit.

Teinture d'aconit.

Quelle est la préparation préférée ?

Réponse. — Celle qu'on obtient avec la racine de la plante.

Quel est l'effet de ce médicament pris intérieurement ?

Réponse. — C'est un poison actif et puissant.

Quel en est l'effet quand il est appliqué extérieurement ?

Réponse. — Il est d'abord stimulant, puis sédatif comme effet secondaire.

Nommer deux préparations utiles comme liniment dans les affections névralgiques ?

Réponse. — 1° Parties égales de teinture d'aconit et de vin d'opium ; 2° Parties égales de teinture d'aconit, d'alcool et de chloroforme.

Quelle est celle de ces préparations qui offre e plus de sécurité comme anesthésique ?

Réponse. — La dernière.

RÉFRIGÉRANTS.

Qu'entend-on par médicaments réfrigérants ?

Réponse. — Ce sont des corps qui réduisent la température et donnent une sensation de froid.

Quels sont ceux qui conviennent le mieux pour l'usage externe dans l'art dentaire ?

Réponse. — La glace et l'eau froide; on peut ajouter à l'eau une égale quantité d'alcool ou de vinaigre pour obtenir un effet rafraîchissant.

Quels sont ceux qui donnent de bons effets par l'administration interne ?

Réponse. — Le chlorate de potasse, le jus de citron dilué et d'autres boissons acidulées et fruits acides.

ASTRINGENTS.

Qu'entend-on par médicaments astringents ?

Réponse. — Les corps qui contractent les tissus auxquels on les applique et qui coagulent les substances albumineuses.

Quel est le principal élément de tous les astringents végétaux.

Réponse. — Le tannin.

D'où provient d'ordinaire le tannin ?

Réponse. — Des noix de galle.

Indiquer la proportion de tannin contenu dans les différentes substances végétales employées comme médicaments ?

Réponse. — La noix de galle en contient de   52 à 80 0/0
Le kina. 57   0/0

                                                      3

Le cachou	32 à 50 0/0
L'écorce de chêne	11 0/0
Le thé noir	13 0/0
Le thé vert.	16 0/0
La racine de ronce	9 0/0

Sous quel aspect se présente le tannin ?

Réponse. — C'est une poudre très légère, spongieuse, comme cristalline, et de couleur jaunâtre.

Quelle en est la solubilité?

Réponse. — Le tannin est soluble dans l'eau, l'alcool et l'éther.

Sous quelle forme se conserve-t-il le mieux ?

Réponse. — En poudre ; en solution, il est exposé à s'altérer. (Voir les Styptiques.)

STYPTIQUES.

Qu'entend-on par médicaments styptiques ?

Réponse. — Ce sont des médicaments qui tendent à arrêter les hémorrhagies.

Comment se fait l'arrêt d'une hémorrhagie ?

Réponse. — De trois manières : par la coagulation du sang à l'orifice des vaisseaux ouverts ; par la contraction des vaisseaux et par la compression artificielle.

Quel est l'effet de l'atmosphère sur le sang frais.

Réponse. — Elle le coagule.

Qu'est-ce que c'est que la coagulation du sang ?.

Réponse. — C'est un épaississement de la fibrine du sang en un caillot glutineux.

Le sang est-il toujours également coagulable ?

Réponse. — Non.

Pourquoi ?

Réponse. — Parce que les proportions de fibrine varient.

Sur quelle classe de médicaments faut-il compter pour obtenir l'effet styptique ?

Réponse. — Sur les astringents végétaux et minéraux.

Désigner les trois astringents les plus employés par les dentistes.

Réponse. — Le tannin, l'alun, le persulfate et l'extrait concentré d'Hamamelis.

Comment les emploie-t-on ?

Réponse. — Les deux premiers doivent s'employer à l'état sec, mais peuvent servir aussi en solution.

Des trois styptiques ci-dessus, quel est le plus énergique ?

Réponse. — Le persulfate de fer.

Décrire cet agent.

Réponse. — C'est une poudre lourde, brun rougeâtre, d'une forte astringence et légèrement caustique.

Quelle est la forme préférable pour les usages dentaires, la poudre ou la solution de Monsel ?

Réponse. — La poudre.

Quel est le moyen d'arrêter une violente hémorrhagie consécutive à l'extraction des dents ?

Réponse. — C'est l'emploi du persulfate de fer. On prend une boulette de coton ou d'éponge, un peu plus grosse qu'une tête d'épingle, on l'humecte d'eau et on l'enfonce tout au fond de l'alvéole, en l'y maintenant assez longtemps pour permettre la formation d'un coagulum solide, puis on retire doucement l'instrument.

Quelle particularité constitutionnelle nécessite l'emploi de la compression ?

Réponse. — La diathèse hémorrhagique. Chez les sujets qui ont cette disposition, il survient souvent une hémorrhagie secondaire, et il faut alors recourir à la compression. On remplit lâchement l'alvéole avec du coton chargé de tannin ou d'alun pulvérisé, on met au-dessus un coussin également saupoudré de tannin, et l'on maintient les mâchoires fermées avec un bandage en fronde.

CAUSTIQUES.

Définition. — Les caustiques sont des médicaments qui déterminent une sensation de brûlure, et détruisent superficiellement les tissus animaux.

Dans quels cas se sert-on des caustiques ?

Réponse. — Dans les ulcérations chroniques, pour réprimer les excroissances, et dans le traitement de l'abcès alvéolaire.

Quel est le but direct de leur emploi dans le traitement de ces abcès ?

Réponse. — On se propose alors de détruire le tissu anormal qui se forme vers le sommet d'une racine dentaire.

Nommer les caustiques les plus employés par les dentistes.

Réponse. — L'acide phénique, l'iode, le chloroforme et la combinaison d'iode et de créosote en parties égales.

ESCHAROTIQUES.

Définition. — Ce sont des médicaments qui, appliqués sur une partie vivante, l'irritent violemment, la désorganisent et y déterminent la formation d'une eschare.

Comment l'effet escharotique de ces substances se réprime-t-il ordinairement ?

Réponse. — Elles perdent leur énergie par la dilution dans les tissus.

Pourquoi les escharotiques sont-ils si rarement employés par les dentistes ?

Réponse. — A cause de la douleur qu'ils produisent et de la difficulté d'arrêter leur action au moment voulu.

Comment peut-on obtenir d'un caustique un effet escharotique ?

Réponse. — Par des applications répétées.

Quel est, des caustiques nommés ci-dessus, celui qu'il est préférable d'utiliser dans ce but ?

Réponse. — L'acide phénique.

Citez quelques-uns des escharotiques employés par les dentistes.

Réponse. — Le chlorure de zinc, le sulfate de zinc, la potasse, l'arsenic.

ANTISEPTIQUES.

Définition. — Ce sont des médicaments qui préviennent la putréfaction.

Quelles sont les substances antiseptiques en commun usage pour les besoins culinaires ?

Réponse. — Le sel, le sucre, les épices, le vinaigre, l'alcool.

. Quels sont les agents généralement employés par les dentistes pour leur effet antiseptique ?

Réponse. — La créosote, l'acide phénique, le phénol-sodique, l'acide salicylique, l'iodoforme.

Créosote et acide phénique.

Quels sont les caractères distinctifs de ces deux médicaments ?

. *Réponse.* — 1° Ils ont une origine différente, le premier provenant de la distillation du goudron de bois, le deuxième, du goudron de houille; 2° Leurs relations chimiques sont distinctes; la *créosote* étant une huile et *l'acide phénique* un alcool; la *créosote* étant un liquide non cristallisable et *l'acide phénique* pouvant toujours cristalliser à l'état pur ; la première n'étant pas souble dans l'eau, tandis que *l'acide phénique* se dissout volontiers dans 5 0/0 d'eau, et en toute proportion par l'addition de glycérine ; 3° Leurs propriétés médicinales sont différentes: la créosote pure n'est pas caustique, l'acide phénique au contraire est un caustique puissant ; la créosote n'est pas germicide, l'acide phénique détruit rapidement les micro-organismes.

Phénol sodique.

Quel est ce médicament ?

Réponse. — Il se forme par l'action de la soude caustique sur l'acide phénique impur.

Quelles sont les impuretés qui s'y trouvent combinées ?

Réponse. — Les acides crésylique et picrique, tous deux bons antiseptiques et nullement nuisibles dans la combinaison. Celle-ci tire son nom de *phénol*, mot sous lequel on désignait naguère l'acide phénique brut.

Quels sont ses usages ?

Réponse. — Les mêmes que ceux de la créosote.

Acide salicylique.

Sa description ?

Réponse. — C'est une poudre blanche, légère, soyeuse, ayant une saveur légèrement douceâtre suivie d'un goût piquant.

Quels sont ses dissolvants ?

Réponse. — L'alcool, l'éther, la glycérine et l'eau chaude.

L'alcool le dissout en toutes proportions, l'eau froide faiblement. La solution alcoolique constitue un excellent pansement pour les canaux radiculaires à obturer.

Iodoforme.

Sa description ?

Réponse. — Il se présente sous la forme de petits cristaux jaunes, brillants, volatils et d'une odeur désagréable, qui peut se masquer par la combinaison avec les essences de girofles ou d'eucalyptus, ensemble ou isolément.

Comment l'obtient-on ?

Réponse. — C'est un dérivé de *l'iode* qu'on prépare avec la solution alcoolique d'iodure de potassium.

Quels sont ses dissolvants ?

Réponse. — Il est soluble dans l'alcool, le chloroforme, l'éther et les essences, mais insoluble dans l'eau.

Quels sont ses propriétés et ses usages ?

Réponse. — C'est un agent stimulant, anesthésique, tonique ; un antiseptique et sédatif précieux pour les surfaces suppurantes ; il a la vertu d'un spécifique pour le traitement des dents dont la pulpe s'est mortifiée spontanément ; il favorise la cicatrisation ; il est très utile en combinaison avec la solution chloroformique de gutta-percha et l'oxy-chlorure de zinc pour obturer les canaux radiculaires ; il n'est pas irritant, bien qu'il renferme 75 0/0 d'iode.

Essence d'eucalyptus.

Sa provenance ?

Réponse. — On l'obtient par la distillation des feuilles de l'arbre de même nom.

Quelles sont ses propriétés ?

Réponse. — C'est un sédatif aromatique et un bon antiseptique ; combiné avec l'iodoforme, cet agent est très recommandé pour le traitement des pulpes en suppuration et au début des abcès, de même que pour la carie des bords alvéolaires et la nécrose.

DÉSINFECTANTS ET GERMICIDES.

Définition. — Les *désinfectants* sont des médicaments qui enlèvent l'odeur des produits de la décomposition et de la putréfaction, en les neutralisant et les stérilisant.

Les *germicides* sont des médicaments qui détruisent les micro-organismes qui accompagnent ou déterminent la décomposition putride.

Nommer ceux de ces agents les plus connus dans la pratique dentaire.

Réponse. — L'acide phénique, le chlorure de zinc, le sulfate de fer, le permanganate de potasse, le peroxyde d'hydrogène, le bichlorure de mercure, l'acide sulfurique aromatique.

Acide phénique.

Il a été pendant longtemps considéré comme le meilleur des désinfectants connus ; bien que désinfectant actif, on constate qu'il ne détruit pas *tous* les produits et tous les organismes concomitants de la putréfaction, ce qui est probablement vrai de tous les agents employés comme désinfectants. (V. antiseptiques.)

Chlorure de zinc.

Résulte de l'action de l'acide chlorhydrique sur le zinc métallique.

Quelles sont ses propriétés ?

Réponse. - Physiquement, c'est une masse cristalline blanche, facilement déliquescente par l'exposition à l'air, et complètement soluble dans l'eau, à l'état pur.

Médicinalement, c'est un escharotique, un astringent et un désinfectant énergique.

Quels sont ses usages dans la bouche ?

Réponse. — On l'emploie dans l'ulcération phagédénique des gencives, la péripyémie, la carie du bord alvéolaire et la nécrose.

Préparation : 10 à 50 centigrammes pour 30 grammes d'eau. C'est aussi un agent précieux dans les racines des dents renfermant des matières putrides.

Sulfate de fer (Couperose verte).

Dissous dans deux fois son poids d'eau froide ou 3/4 de son poids d'eau chaude, il sert au nettoyage des crachoirs, des seaux de toilette et des éviers.

Permanganate de potasse.

Comment l'obtient-on ?

Réponse. — Par l'action de l'acide manganique sur la potasse caustique ; il se forme en cristaux allongés, bleu foncé, quadrangulaires ou prismatiques.

Quelle en est la solubilité ?

Réponse. — Se dissout dans l'eau en toute proportion ; s'emploie en solution de 5 à 20 parties, en poids, pour 100 d'eau. Il est très commode d'avoir une solution au 1/5 comme type et pouvant se réduire à volonté.

Quelles en sont les propriétés ?

Réponse. — C'est l'un des désinfectants les plus puissants connus ; il a un pouvoir extraordinaire pour détruire l'odeur fétide de sources organiques, les émanations délétères des ulcérations gangréneuses et des plaies de toute espèce. Comme oxydant, il n'est pas inférieur au peroxyde d'hydrogène. C'est un agent précieux pour le traitement des ulcérations profondes, de la carie des os et de la nécrose.

Peroxyde d'hydrogène.

Quelle est sa composition ?

Réponse. — Il se compose d'eau avec un équivalent additionnel d'oxygène, combiné à l'état naissant.

Quelles sont ses propriétés ?

Réponse. — C'est un oxydant puissant, qui se sépare facilement de son oxygène à la température de 60°, aussi faut-il le conserver dans des bouteilles hermétiquement fermées dans un endroit frais.

Quelles sont les substances qui modèrent et celles qui favorisent son action ?

Réponse. — Le tabac, l'aconit et les autres narcotiques modèrent son action, tandis que le contact avec le platine ou l'or augmente l'activité avec laquelle son oxygène se dégage ; aussi peut-il s'appliquer très efficacement avec un instrument d'or ou de platine.

Bichlorure de mercure (Sublimé corrosif).

Quelles sont ses propriétés et ses usages ?

Réponse. — C'est un stimulant, un antiseptique, un désinfectant et un *germicide* énergique.

A l'état de solution concentrée, c'est un escharotique dangereux. Il s'emploie souvent comme germicide.

Quelle est la préparation dont on se sert communément dans les ulcérations et dans le traitement de la péripyémie (*pyorrhée alvéolaire*).

Réponse. — 0 gr. 05 de bichlorure de mercure et 40 gouttes d'alcool pour 90 grammes d'eau.

Acide sulfurique aromatique.

Quelles sont ses propriétés?

Réponse. — A l'état concentré, c'est un léger caustique et un bon désinfectant, causant une certaine douleur. C'est aussi un astringent, et en solutions affaiblies un stimulant et un tonique.

Quels sont ses usages?

Réponse. — On l'emploie dans les cas de péripyémie, de carie osseuse et de nécrose; de même dans les ulcérations et la salivation d'origine mercurielle. Pour le traitement ordinaire, il faut en réduire la force de moitié.

LAXATIFS

Indiquer l'effet des médicaments de cette classe.

Réponse. — Les laxatifs sont des cathartiques légers, qui favorisent la sécrétion de la muqueuse intestinale et soulagent la constipation en augmentant l'action péristaltique du tube digestif.

Comment emploie-t-on les laxatifs dans la pratique dentaire?

Réponse. — A la fois comme médicaments et comme régime.

Quels sont les médicaments utilisés?

Réponse. — Les *cathartiques salins* tels que la solution de citrate de magnésie, le sulfate de potasse, la crème de tartre et le sel de la Rochelle.

Quelles sont les substances diététiques qui agissent comme laxatifs?

Réponse. — Les figues, la pulpe de tamarins, la mélasse, le gruau et tous les fruits acides.

ANESTHÉSIQUES

Qu'entend-on par anesthésiques?

Réponse. — Ce sont des médicaments qui suppriment la sensibilité au toucher et la douleur.

Quelle est, à ce point de vue, la différence entre l'effet caustique et l'effet anesthésique ?

Réponse. — Les caustiques rendent les tissus insensibles en les mortifiant ; les anesthésiques agissent sur les nerfs pour les rendre insensibles à l'action des irritants.

Qu'entend-on par anesthésique local ?

Réponse. — C'est un médicament qui rend une partie circonscrite insensible à la douleur.

Qu'entend-on par anesthésique général ?

Réponse. — C'est un médicament qui rend toutes les parties du corps insensibles.

Les anesthésiques locaux produisent-ils ordinairement l'insensibilité complète d'une partie ?

Réponse. — Non.

Citer les classes de médicaments qui fournissent les anesthésiques locaux.

Réponse. — Les stimulants, les narcotiques et les sédatifs.

Indiquer un anesthésique local précieux.

Réponse. — L'aconit, l'alcool et le chloroforme par parties égales.

Nommer d'autres anesthésiques locaux dont on se sert quelquefois.

Réponse. — Le froid produit par le jet d'éther, l'électricité, le chlorure de zinc, la cocaïne, l'alcoolature de racine d'aconit.

Quel est le danger de l'éther pulvérisé ?

Réponse. — La congélation de la gencive et la gangrène consécutive.

Quel reproche peut-on adresser au chlorure de zinc ?

Réponse. — Il produit beaucoup de douleur et peut détruire la pulpe quand on l'applique sur de l'ivoire sensible.

Cocaïne.

Comment l'obtient-on ?

Réponse. — Par la distillation des feuilles de la plante appelée coca.

Quelles sont ses propriétés médicinales ?

Réponse. — Elle est tonique et anesthésique ; mais en même temps poison énergique.

Quelles sont les préparations les plus usitées en pratique dentaire ?

Réponse. — L'oléate et le citrate, en solutions variables de 4 à 6 0/0.

Comment se produit l'anesthésie générale ?

Réponse. — Par les breuvages enivrants, ou par l'inhalation du protoxyde d'azote, de l'éther ou du chloroforme.

Quelles sont les circonstances préalables et accidentelles qui tendent à modifier l'effet des agents anesthésiques ?

Réponse. — L'état d'esprit du sujet avant l'opération, l'appréhension, la peur, le manque de confiance dans le médicament, aussi bien que dans l'opérateur.

Quels sont les effets physiques et les phases successives qu'on observe chez le sujet ?

Réponse. — La stimulation, la sédation, le délire, la narcose.

L'anesthésie complète est-elle ordinairement nécessaire pour une courte opération ?

Réponse. — Non.

Quelles sont les deux espèces de sensation dans la douleur ?

Réponse. — Physique et mentale.

Quelle est la plus facile à dominer ?

Réponse. — Le sentiment mental.

Comment se manifeste ce sentiment mental ?

Réponse. — Par l'appréhension et la crainte de souffrir.

Dans les cas ordinaires, est-il besoin de demander à un anesthésique autre chose que de triompher de cette crainte et de produire une indifférence à la douleur ?

Réponse. — Non.

L'alcool et les autres anesthésiques ont-ils communément cet effet?

Réponse. — Oui.

Protoxyde d'azote.

Qu'est-ce que c'est que ce médicament?

Réponse. — C'est un gaz que l'on obtient de la fusion, dans un ballon de verre, du nitrate d'ammoniaque qui se résout en eau et en protoxyde d'azote.

Comment l'emploie-t-on ?

Réponse. — En inhalation.

Peut-il se condenser en liquide ?

Réponse. — Oui, à l'aide d'une très forte pression.

Est-ce un agent parfaitement sûr et inoffensif ?

Réponse. — Non.

Quelle comparaison peut-on établir, sous ce rapport, entre lui et le chloroforme et l'éther.

Réponse. — C'est le moins dangereux des trois.

Ether sulfurique.

C'est un liquide incolore, volatil et inflammable.

Quelles sont les diverses sortes d'éther qui se trouvent dans le commerce?

Réponse. — On distingue l'éther commercial, l'éther pur et l'éther concentré.

Quel est celui qui sert à l'anesthésie?

Réponse. — Le concentré.

Comment obtient-on l'éther?

Réponse. — Par la distillation de l'alcool avec l'acide sulfurique.

Chloroforme.

C'est un liquide incolore et volatil, d'une saveur brûlante, aromatique et douceâtre.

Comment l'obtient-on ?

Réponse. — Par la distillation de l'alcool avec du chlorure de chaux.

Comment se comporte-t-il, comparativement aux autres anesthésiques nommés ?

Réponse. — C'est le plus énergique, le plus persistant et le plus dangereux.

De quoi dépend la rapidité de ces effets ?

Réponse. — Du mode d'administration et de la susceptibilité des divers sujets soumis à son influence.

CHAPITRE II

PHYSIOLOGIE

La science physiologique, dans sa signification la plus large, embrasse l'anatomie et la physiologie entière des plantes, des animaux et de l'homme.

Pour la commodité de l'étude, chacune de ces grandes divisions se subdivise en anatomie et physiologie. Ainsi, nous avons la physiologie végétale, la physiologie animale et la physiologie humaine. L'anatomie et la physiologie se séparent à la notion de vie, la première traitant des parties individuelles et distinctes du corps, indépendamment de la vie et de la fonction ; la physiologie étudiant l'organisme, vivant, agissant et en plein fonctionnement. Aussi l'anatomie s'étudie-t-elle surtout sur le cadavre, tandis que la physiologie exige l'expérimentation sur le sujet vivant.

Ce n'est pas tout : pour spécialiser l'étude et pour mieux appliquer la science à l'intérêt pratique de l'humanité, chaque subdivision se classe en systèmes d'organes relatifs les uns aux autres dans l'accomplissement d'une fonction distincte. La physiologie dentaire est une de ces dernières classes, et appartient aux organes dentaires dont elle embrasse l'origine et l'état embryonnaire, la nutrition et les modifications que le développement amène dans leur forme et leur structure ; elle étudie leur disposition dans les mâchoires, leurs relations avec les parties contiguës, leurs fonctions et leur usage spécial à l'égard de toute l'économie physique de l'organisme.

Cette branche d'étude, même limitée de la sorte, est encore trop considérable pour pouvoir être comprise dans une série de leçons faites à une école spéciale, aussi ai-je supprimé les systèmes nerveux, vasculaire et lymphatique dans leurs rapports avec les organes dentaires, me confiant aux leçons du professeur de physiologie générale pour combler cette omission. On verra aisément que leurs relations avec les organes dentaires et les parties associées sont les mêmes que celles qu'elles ont avec les autres parties de l'organisme, sauf les modifications résultant de leur structure anatomique.

DÉFINITION :

Définir les mots : Structure, organique, inorganique, fonction, tissu.

Réponse. — Le mot *structure* signifie l'arrangement des diverses parties d'un corps vivant.

Le mot *organique* veut dire composé de parties de différentes natures qui ont différentes fonctions.

Inorganique s'applique aux corps dont les parties n'ont pas une organisation définie et n'accomplissent pas de fonctions.

Fonction. On donne le nom de fonction ou mode d'action des appareils organiques, à l'acte spécial que chacun d'eux exécute.

Tissu. Parties solides des corps, formées par la réunion d'éléments anatomiques enchevêtrés ou simplement juxtaposés.

Qu'est-ce qu'enseigne la *physiologie ?*

Réponse. — Cette science traite du développement, de la structure, des fonctions et des lois qui régissent les corps organisés.

Sur quels phénomènes particuliers se basent les enseignements de la physiologie ?

Réponse. — Sur les phénomènes de vie et de fonction.

Quelle est la différence entre l'anatomie et la physiologie ?

Réponse. — La première s'occupe des corps organisés à l'état de repos et d'inaction ; la seconde, de ces mêmes corps à l'état d'activité fonctionnelle.

Comment s'appelle la force qui produit l'activité fonctionnelle ?

Réponse. — La force vitale.

Donner deux définitions de la vie.

Réponse. — 1° Le mot *vie* exprime la différence entre un corps organisé capable de mouvement *provenant d'une source interne* et le même organisme *incapable* de ce mouvement *d'origine intérieure ;* 2° C'est la force en vertu de laquelle les corps organisés résistent à la tendance à la décomposition chimique.

Comment se prouve l'existence d'une force de ce genre chez les corps organisés ?

Réponse. — Par ses effets.

Quelle est la manifestation la plus commune et la plus appréciable de la force vitale ?

Réponse. — Le mouvement, sans l'application *d'aucune force extérieure.*

Quelle est la théorie de ceux qui refusent de voir dans le mouvement une manifestation de la force vitale ?

Réponse. — Ils disent que le mouvement est une propriété inhérente à la matière.

Quelle est la théorie antagoniste ?

Réponse. — C'est que l'inertie ou repos perpétuel, est une propriété inhérente à la matière.

Comment peuvent se concilier ces opinions opposées.

Réponse. — Les atomes de la matière peuvent être en mouvement relativement les uns aux autres, tandis que, combinés en molécules ou corps plus volumineux, ils formeraient une masse pouvant être en repos absolu.

Quelles sont les forces qui agissent pour produire le mouvement dans la matière ?

Réponse. — Elles sont chimiques, électriques et vitales.

Comment s'appelle la plus petite partie de la matière douée de vie ?

Réponse. — Cellule, amibe, etc.

Donner la définition de la cellule ?

Réponse. - C'est l'élément anatomique ou la plus petite partie de matière capable de manifestation vitale.

Quelle est la différence entre la cellule animale et la cellule végétale ?

Réponse. — Il n'y a pas de différence connue.

Décrire la cellule telle qu'elle se rencontre [d'ordinaire dans un tissu organisé.

Réponse. — Elle se compose d'une enveloppe externe, appelée *paroi cellulaire*, et d'un contenu albumineux, demi-fluide, appelé *protoplasme*, dans lequel flotte une masse plus compacte appelée *noyau*.

Quel exemple familier avons-nous de ce genre de structure ?

Réponse. — L'œuf dépourvu de sa coquille.

En indiquer les parties correspondantes.

Réponse. — Le tégument de l'œuf sous-jacent à la coquille représente la paroi cellulaire: la portion albumineuse représente le protoplasme, et le jaune, le noyau.

Ces trois parties sont-elles considérées comme essentielles à l'existence d'une cellule ?

Réponse. — Les cellules embryonnaires n'ont ni paroi cellulaire, ni noyau.

Comment se forme la paroi cellulaire ?

Réponse. — Elle provient de la matière épuisée, rejetée de l'intérieur à la surface.

Que peut-on dire de l'indépendance de la cellule ?

Réponse. — Chaque cellule individuelle est un organisme indépendant.

Comment naissent les cellules ?

Réponse. — De cellules mères, chaque cellule dérivant d'une cellule préexistante.

Comment se propagent les cellules ?

Réponse. — Ordinairement par division ou par bourgeonnement.

Que peut-on dire des fonctions de la cellule ?

Réponse. — Toute l'activité fonctionnelle, nutrition et déviation pathologique se rapporte aux éléments cellulaires des différents organes.

LE FOLLICULE DENTAIRE.

Dans quel tissu du corps les dents ont-elles leur origine ?

Réponse. — Dans la membrane muqueuse.

Indiquer le siège de la membrane muqueuse.

Réponse. — C'est la membrane interne de la cavité buccale et de tous les organes creux communiquant avec l'extérieur par les diverses ouvertures du corps ; c'est la continuation, par la bouche, du tégument externe.

Quel est le terme général qui sert à désigner ces deux membranes externe et interne du corps ?

Réponse. — Derme.

Quelles sont, outre les dents, les autres productions dépendantes du derme.

Réponse. — Les ongles et les poils.

Qu'entend-on, en odontologie, sous le nom de travail de la *dentition*.

Réponse. — On désigne ainsi tous les phénomènes de la formation des dents, depuis le développement des germes de la première série dentaire, jusqu'à l'achèvement de la série permanente à l'âge adulte.

Quelles sont les trois couches principales dont se compose la membrane muqueuse ?

Réponse. —Le derme, l'épiderme et la couche fondamentale intermédiaire.

Décrire chacune de ces couches.

Réponse. — Le *derme* est la portion interne et se compose de tissu conjonctif, de vaisseaux sanguins, de nerfs et de cellules.

L'épiderme est la portion externe de la membrane et consiste en plusieurs couches de cellules de différentes formes.

La *couche fondamentale* est anhyste et se trouve entre le derme et l'épiderme.

Indiquer les différentes formes de cellules qui se rencontrent dans l'épiderme.

Réponse. — Prismatiques, épineuses, hexagonales ou pavimenteuses, aplaties, écailles épithéliales.

En quelle partie de l'épiderme se trouvent les cellules prismatiques ?

Réponse. — A la portion interne et reposant sur la couche fondamentale.

Où sont les écailles épithéliales et que sont ces cellules ?

Réponse. — Elles se trouvent à la surface externe, et on les considère comme des cellules usées et mortes.

Quelles sont les cellules que l'on considère comme embryonnaires?

Réponse. — Celles qui constituent la couche prismatique.

Ont-elles une paroi cellulaire ?

Réponse. — Non.

Ont-elles un noyau ?

Réponse. — Non, à leur état embryonnaire.

Quelle est la partie con'iguë dont le développement marche simultanément avec celui des dents.

Réponse. — L'os maxillaire.

Apparaît-il d'abord sous forme de tissu dur minéralisé?

Réponse. — Non, il se pré.ente d'abord sous forme de cartilage, dit de *Meckel.*

A quelle époque et de quelle manière ce cartilage apparaît-il dans l'embryon humain ?

Réponse. — Du 15° au 18° jour de la vie intra-utérine ; quand l'embryon n'offre encore qu'une masse gélatineuse d'environ 13 mil-

limètres de longueur, on peut voir deux prolongements lingui-
formes, faibles et indistincts qui, au bout de quelques jours, se
rapprochent l'un de l'autre en s'arrondissant en demi-cercle. Vers
le 28° jour, ces prolongements semi-circulaires se fusionnent. A
la fin du premier mois, l'apparence est celle d'une bande cartila-
gineuse brillante. A la fin du deuxième mois, la bande s'est con-
densée en un cordon dur ayant à peu près le volume et l'aspect d'une
soie de porc, et à cette époque l'embryon a atteint la longueur d'un
peu plus de 19 millimètres et le cartilage de Meckel environ 6 millimètres entre ses extrémités circulaires (1).

Sur quelle ligne se réunissent ces premiers prolongements ?

Réponse. — Sur la ligne médiane.

Où se trouvent les extrémités terminales du cartilage de Meckel ?

Réponse. — Dans le marteau de l'oreille, de chaque côté.

A quoi sert ce cartilage ?

Réponse. — Il sert de support provisoire aux tissus mous et aux
éléments cellulaires des germes dentaires.

Quand disparaît-il ?

Réponse. — Ordinairement avec le développement du tissu osseux
de la mâchoire, mais quelquefois seulement après la naissance.

Quelle est la première apparition des formations dentaires et dans
quelle couche de cellules commencent-elles ?

Réponse. — Dans les cellules prismatiques où l'on remarque
une dépression vers le tissu dermique, comprenant des cellules
prismatiques avec la membrane fondamentale.

A quelle période a lieu ce premier développement ?

Réponse. — Au début du deuxième mois.

Qu'entend-on par la *bande épithéliale* et comment se produit-
elle ?

Réponse. — C'est la portion déprimée de l'épiderme avec la
crête située au-dessus, qui résulte de la prolifération rapide de
cellules dans la portion déprimée et de l'issue des cellules anciennes
et usées.

---

(1) La formation du cartilage de Meckel et des follicules dentaires, telle
qu'elle est présentée ici, est empruntée en grande partie au travail de
Legros et Magitot.

Quelles sont les cellules qui se trouvent dans la portion déprimée de l'épiderme?

Réponse. — Les cellules prismatiques en ligne continue et des cellules hexagonales dans l'espace intermédiaire.

Quel est le développement suivant de la couche prismatique?

Réponse. — La formation d'un autre repli du côté interne ou lingual du premier et qui se projette horizontalement ; on l'appelle la *lamelle épithéliale.*

Quel est le troisième développement?

Réponse. — Une ligne de tubercules apparaissent à intervalles le long du bord de la lamelle, correspondant par leur nombre aux futures dents de la 1re série.

Quelle forme prennent ces tubercules?

Réponse. — Ils augmentent de longueur, en se tournant en bas, avec une extrémité arrondie et un col en forme de bouteille.

Comment s'appelle cette portion pendante de la membrane?

Réponse. — L'organe de l'émail.

Décrire la première apparence du développement de l'organe dentaire ?

Réponse. — Une papille s'élève dans le tissu dermique en un point immédiatement en contact avec la portion arrondie de l'organe de l'émail, et simultanément le fond de la cavité en forme de bouteille devient concave pour s'adapter à la forme et au volume de la papille dentinaire provenant du derme.

Quel est le changement qu'on observe ensuite dans l'organe de l'émail?

Réponse. — La transformation des cellules hexagonales en cellules étoilées, dont les prolongements s'anastomosent avec ceux des cellules voisines pour former un réseau.

Quel est le changement que présentent les cellules prismatiques ?

Réponse. — Les extrémités reposant sur la membrane fondamentale s'entassent sous forme hexagonale, tandis que leurs autres extrémités se transforment en pointes et en prolongements délicats pour s'unir aux prolongements des cellules étoilées et former une enveloppe à l'organe de l'émail.

Quelle est alors la position de la membrane fondamentale par rapport à ces deux organes de formation?

Réponse. — Elle se trouve entre eux et les sépare.

Comment s'appellent les cellules qui concourent à la formation de l'émail ?

Réponse. — Ameloblastes.

Comment s'appellent les cellules qui concourent à la formation de la dentine ?

Réponse. — Odontoblastes.

Quel est le nom des cellules qui concourent à la formation de l'os ?

Réponse. — Ostéoblastes.

A quelle époque le bulbe dentinaire commence-t-il à prendre la forme de la dent?

Réponse. — Vers la 9ᵉ semaine de la vie embryonnaire.

Quel est le tissu qui se développe ensuite à la base du bulbe dentaire?

Réponse. — La paroi folliculaire, qui se développe de bas en haut pour entourer les organes de l'émail et de l'ivoire (dentinaire).

Quel est le 3ᵉ organe qui se forme pour compléter le groupe des tissus dentaires ?

Réponse. — L'organe formateur du cément.

Où prend t-il naissance?

Réponse. — A la base du bulbe dentinaire, entre la paroi folliculaire et son contenu.

Y a-t-il d'autres organes qui aient leur origine sur ce point?

Réponse. — Il n'est pas probable qu'il se développe dans les follicules dentaires d'autres organes que ceux qui se rapportent à la formation des tissus dentaires.

Indiquer le nombre et les noms des tissus dentaires signalés par la présence de leurs organes formateurs dans le follicule dentaire.

Réponse. — Il y en a cinq, savoir : l'*émail*, la *dentine* (ou l'ivoire), la *pulpe dentaire*, le *cément* et la *membrane péri-dentaire*.

A quelle époque se trouvent complétés les follicules de la 1ʳᵉ série de dents ?

Réponse. — A la fin de la 12ᵉ semaine.

Une fois le follicule complété, quel est le changement qui survient?

Réponse. — Il se sépare de la bande épithéliale par résorption de son collet vers la 16ᵉ semaine

A quelle époque les follicules des dents permanentes commencent-ils à se développer?

Réponse. — Dès la 15ᵉ ou la 16ᵉ semaine de la vie embryonnaire.

Quel est le follicule des dents permanentes qui apparaît le premier ?

Réponse. — Celui de la première molaire.

A quel intervalle apparaissent les follicules des dents antérieures à la première molaire ?

Réponse. — Au bout d'environ une semaine.

D'où naissent-ils ?

Soit du collet des follicules primitifs, soit de la lamelle épithéliale.

A quel moment a lieu le bourgeonnement du cordon primitif ?

Réponse. — Avant la séparation du follicule de la lamelle épithéliale.

D'où naît le bourgeon du follicule de la première molaire permanente ?

Réponse. — De la lamelle épithéliale, en arrière de tous les follicules de la série temporaire.

Quelle est la position des follicules des dents permanentes antérieures, par rapport aux follicules primitifs ?

Réponse. — En arrière et au-dessous.

Quelle est la forme particulière du cordon des dents permanentes qui le distingue de celui des dents temporaires ?

Réponse. — Il est plus long et de forme spirale.

Quel est, dans l'ordre du développement, le follicule qui apparaît le premier ? est-ce celui de la 1ʳᵉ molaire permanente ou ceux des incisives permanentes ?

Réponse. — Celui de la première molaire permanente apparaît environ une semaine avant ceux des incisives.

D'où provient, selon Legros et Magitot, le follicule de la molaire de 12 ans ?

Réponse. — Du collet du follicule de la 1ʳᵉ molaire.

A quelle époque commence-t-il à se former ?

Réponse. — Vers le 4ᵉ mois après la naissance.

A quelle époque commence le développement du follicule de la dent de sagesse ?

Réponse. — Vers la 3ᵉ année après la naissance ; il provient du bourgeonnement du collet du follicule de la seconde molaire.

Combien dure son évolution folliculaire ?

Réponse. — Environ trois ans.

A quel âge de l'enfant ce follicule perd-il ses connexions avec la bande épithéliale?

Réponse. — Vers la 6ᵉ année.

Combien de temps la dent de sagesse met-elle pour arriver à maturité et émerger de la gencive?

Réponse. — Douze ans ou davantage.

La théorie de Legros et Magitot, d'après laquelle les dents permanentes dérivent des collets des follicules des dents temporaires, est-elle acceptée par tous les auteurs?

Réponse. — Non ; il y en a qui croient que toutes les dents de la série permanente naissent de la lamelle épithéliale comme le font les follicules des dents de lait.

DÉVELOPPEMENT DES OS MAXILLAIRES ET MINÉRALISATION DES DENTS.

Quels sont les rapports du tissu osseux avec les autres parties et tissus du corps?

Réponse. — Les os donnent au corps sa forme générale et constituent la charpente qui supporte les tissus mous servant aux diverses fonctions de l'économie.

Que peut-on dire des os maxillaires et des dents à ce point de vue?

Réponse. — Les os maxillaires servent à donner la forme à la face et à soutenir les dents qui concourent à la mastication.

Quel est le but direct et spécial des os maxillaires?

Réponse. — Ils supportent les dents dans une position fixe.

Comment s'appelle le développement du tissu osseux?

Réponse. — Ossification.

Définir l'ossification?

Réponse. — C'est un dépôt de matière calcaire dans les interstices de tissu cellulaire.

Quelle classe de cellules remplit cet office?

Réponse. — Les ostéoblastes.

Le travail d'ossification marche-t-il simultanément dans toutes les parties des os?

Réponse. Il commence en un, deux ou plusieurs points éloignés les uns des autres et appelés centres d'ossification.

Comment se forme la continuité de la structure?

Réponse. — Par la fusion des points rayonnants de ces centres d'ossification.

Quelle est la raison économique de ce mode de développement ?

Réponse. —Si la totalité de l'os s'ossifiait en même temps, le système nutritif ne saurait suffire à fournir la quantité voulue des sels calcaires.

Combien le maxillaire inférieur présente-t-il de centres d'ossification et où sont-ils situés ?

Réponse. — Il y en a deux, situés chacun dans la moitié latérale de la mâchoire et sur la ligne du cartilage de Meckel.

Combien de centres d'ossification observe-t-on d'abord dans le maxillaire supérieur ?

Réponse. — Cinq.

Quelle est la cause de la fissure du palais ?

Réponse. — Le défaut d'union des moitiés droite et gauche des apophyses palatines du maxillaire supérieur, ou de celles-ci avec les os inter-maxillaires.

Où sont situés les os inter-maxillaires?

Réponse.—Ils forment la portion antérieure de l'apophyse palatine.

Où se trouve la ligne d'union avec l'apophyse palatine?

Réponse. — Entre les canines et les incisives latérales.

Quelles sont les dents qui se développent dans les os inter maxillaires ?

Réponse. — Les incisives.

Expliquer la formation de la fissure palatine double et du bec-de-lièvre.

Réponse. — Les os inter-maxillaires peuvent manquer de se réunir avec l'apophyse palatine d'un côté ou de l'autre, ou des deux côtés; ou bien encore ces os peuvent faire complètement défaut et il en résulte une fissure double.

Comment se forme le sillon où se développent les follicules dentaires?

Réponse. — Par l'ossification des tables interne et externe de la mâchoire et leur réunion à la partie basilaire.

A quelle époque et de quelle manière se forment les alvéoles?

Réponse. — Vers le 4° mois de la vie fœtale, des prolongements cartilagineux se projettent des côtés opposés du sillon maxillaire, et ils se réunissent, puis s'ossifient pour former les cloisons transversales qui séparent les alvéoles les uns des autres.

Quelle différence présentent les divers follicules au point de vue du degré d'avancement ?

Réponse. — A cette période, ils n'offrent pas de différence perceptible.

MINÉRALISATIONS DES DENTS

Dans quelle partie des tissus dentaires commence le dépôt des sels calcaires ?

Réponse. — Dans le bulbe de l'ivoire, et dans cette partie du bulbe qui forme le bord tranchant des incisives et les tubercules des autres dents.

Quelle est la disposition des cellules odontoblastes pendant le travail de dentinification ?

Réponse. — Les cellules les plus grandes sont disposées le long de la périphérie de la pulpe formant ce qu'on appelle la couche odontoblaste.

Expliquez comment se produit la structure tubulaire de la dentine.

Réponse. — Les cellules odontoblastes émettent des prolongements par leur extrémité externe, et les sels de chaux se déposent autour de ces prolongements en même temps que s'épaissit le chapeau d'ivoire ; de sorte que si l'on séparait à un moment quelconque la pulpe de ces prolongements de la dentine en voie de formation, le chapeau d'ivoire présenterait des perforations en nombre égal aux prolongements, et qui le traverserait de part en part jusqu'à la ligne de contact avec l'organe de l'émail.

Comment appelle-t-on les prolongements qui occupent les canalicules de l'ivoire ?

Réponse. — Fibrilles dentinaires.

A mesure que l'âge avance, quel changement a lieu dans les fibrilles et les canalicules ?

Réponse. — Les unes et les autres diminuent de diamètre, deviennent très petites au milieu de la vie, et dans la vieillesse on en trouve les extrémités complètement oblitérées.

Quelle est donc la tendance de la pulpe depuis l'enfance jusqu'à la vieillesse ?

Réponse. — Elle tend à l'oblitération.

S'oblitère-t-elle complètement par un processus physiologique ?

Réponse. — Nou, ordinairement, mais sa fonction sommeille après la maturité des tissus dentaires.

Son activité peut-elle se réveiller, et comment ?

Réponse. — Elle peut reprendre son action formative par l'abrasion de la couronne dentaire ou par suite de maladie.

Quel changement a lieu dans l'organe de l'émail, quand il s'est formé un mince chapeau d'ivoire ?

Réponse. — Les cellules périphériques, qui sont en contact immédiat avec le chapeau dentinaire s'allongent de 2 à 3 fois leur longueur primitive et émettent par leur extrémité externe de longs prolongements qui vont s'anastomoser avec de semblables prolongements des cellules étoilées de la portion centrale de l'organe.

Quelle forme acquièrent ces cellules par suite de leur tassement ?

Réponse. — Elles deviennent hexagonales à la base, tandis que l'extrémité dirigée vers l'intérieur de l'organe de l'émail est pointue.

Ces cellules ont-elles une paroi ?

Réponse. — Non.

Exposer le mode de formation des prismes de l'émail.

Réponse. — Les sels de chaux commencent par se déposer à la base en contact avec le chapeau d'ivoire, chaque prisme prenant la forme exacte de la cellule qui, par compression, devient hexagonale, et les sels calcaires de chaque cellule se trouvent en contact immédiat, puisqu'il n'y a pas de paroi cellulaire.

Sous quelle forme la chaux est-elle ainsi déposée ?

Réponse. — En solution, pour durcir ensuite par cristallisation.

Que devient la cellule à mesure qu'augmente le dépôt calcaire ?

Réponse. — Sa substance diminue de plus en plus jusqu'à ce que le reste soit atrophié au centre de chaque prisme.

Dans une fracture de l'émail, où se trouve la ligne de clivage, et pourquoi ?

Réponse. — Le long de la portion centrale des prismes, parce que cette portion étant formée par la cellule au moment où celle-ci perd de sa force et de sa substance, elle est plus faible, et que c'est dans cette partie des prismes que se trouve la plus grande proportion du reste du tissu animal ou organique.

Qu'entend-on par l'épithélium interne et externe ?

Réponse. — La ligne de cellules prismastiques en contact immédiat avec l'ivoire formé, s'appelle l'*épithélium interne*, et les cellules périphériques restantes de l'organe de l'émail prennent le nom d'*épithélium externe*.

Que devient l'épithélium externe ?

Réponse. — Les cellules s'atrophient et restent à la surface de l'émail formé, comme une sorte de *cuticule de l'émail*, que l'on suppose être la « *membrane de Nasmyth* ».

Quels sont les autres organes qui se forment et se modifient en même temps que les dents ?

Réponse. — L'estomac et le canal intestinal.

Quel changement a lieu dans l'estomac ?

Réponse. — Au lieu d'être un simple tube, comme dans le premier âge, il se dilate en forme de poche.

Comment se produit cette modification ?

Réponse. — Par le développement de la courbure inférieure de l'estomac, qui atteint 2 à 3 fois la longueur de la courbure supérieure.

Pourquoi ce changement devient-il nécessaire ?

Réponse. — Le développement des dents annonce le besoin d'aliments solides, et l'agrandissement de l'estomac en forme de poche est exigé pour le séjour et la digestion de ce genre d'aliments.

DENTS CADUQUES.

A quelle phase de leur développement sont arrivées les dents quand elles sont prêtes à émerger ?

Réponse. — Les couronnes sont formées.

Quelles sont celles des dents de lait qui franchissent le plus tôt la gencive ?

Réponse. — Les incisives centrales inférieures.

A quel âge de l'enfant sortent ces dents ?

Réponse. — De 5 à 8 mois.

Quelles sont les dernières dents qui percent et à quel âge ?

Réponse. — Les 2es molaires, de 30 à 32 mois.

A quel âge l'enfant acquiert-il les dents broyantes ?

Réponse. — De 24 à 30 mois.

Quelle est l'indication du développement des dents, relativement au régime de l'enfant ?

Réponse. — Qu'il ne faut pas lui donner d'aliments solides avant l'éruption totale des organes masticatoires.

Quels accidents pourraient résulter de cette infraction ?

Réponse. — Des crampes, des spasmes, des convulsions et autres symptômes d'indigestion.

A quelle cause attribue-t-on souvent ces accidents ?

Réponse. — Au travail de la dentition.

La dentition est-elle un processus physiologique ou pathologique?

Réponse. — C'est un processus physiologique.

Est-il juste d'attribuer, dans les statistiques, la mort des enfants à la dentition ?

Réponse. — La mort ne saurait être attribuée à une cause physiologique.

A quoi donc faut-il attribuer de semblables morts ?

Réponse. — A quelque complication pathologique.

Quelle est la force qui fait émerger les dents ?

Réponse. — La force vitale.

Comment agit-elle ?

Réponse. — Par la croissance, développant d'abord le collet, puis la portion restante de la racine.

Quelle résistance rencontre l'éruption des dents ?

Réponse. — 1° La paroi folliculaire ; 2° l'os qui ferme les alvéoles à la partie supérieure ; 3° le tissu dense qui constitue la gencive ; 4° la membrane muqueuse.

Par quel processus cette résistance est-elle surmontée ?

Réponse. — Par la résorption des tissus que nous venons d'énumérer.

Supposons que la résorption ne marche pas aussi rapidement que la croissance de la dent, quel en sera le résultat ?

Réponse. — Une douleur plus ou moins intense, pouvant parfois amener des convulsions.

Quelle est la cause principale de la douleur ?

Réponse. — La résistance offerte détermine une réaction sur la la pulpe.

Comment soulage-t-on cette souffrance ?

Réponse. — Par des frictions et une pression exercée sur la gencive pour provoquer une résorption plus rapide et, dans le cas de douleur intense ou de désordres généraux, par l'incision de la gencive.

Comment explique-t-on la cause déterminante de la résorption?

Réponse. — Par la pression qu'exerce la dent sur les tissus sous-jacents à mesure qu'elle avance.

Qu'arriverait-il si une simple pression mécanique suffisait à produire la résorption?

Réponse. — La pression des différents organes les uns sur les autres en déterminerait la résorption, de sorte que l'organisme se détruirait lui-même.

Comment donc faut-il énoncer la théorie d'après laquelle la pression amène la résorption?

Réponse. — Il faut dire que c'est la pression d'un corps *étranger* qui provoque la résorption.

Quand l'ouverture alvéolaire a permis aux couronnes de passer, quel est le changement qui a eu lieu dans l'os alvéolaire?

Réponse. — La résorption cesse et il se fait un nouvel os aux abords des alvéoles pour embrasser le collet de la dent en voie de formation.

Quand les couronnes sont complètement sorties, où en est la minéralisation des racines?

Réponse. — Elles ont atteint environ la moitié de leur longueur.

DENTS PERMANENTES

Quelles sont, dans un développement harmonieux des dents des mâchoires, les signes qui annoncent l'apparition des dentss permanentes?

Réponse. — L'expansion de la crête alvéolaire et l'écartement de dents caduques.

Si les dents ne s'écartent pas, qu'en faut-il conclure, relativement au développement ultérieur?

Réponse. — Qu'on a affaire à une mâchoire contractée, et que les dents permanentes s'entasseront et se dévieront.

Quelle est la première dent permanente qui doit apparaître? En quel lieu sortira-t-elle et à quel âge?

Réponse. — La première molaire inférieure, en arrière de toutes les dents de lait, vers l'âge de 6 ans environ.

Quelles sont les dents qui sortent ensuite et à quel âge?

Réponse. — Les incisives centrales du bas, vers l'âge d'environ 7 ans.

Quelle classe de dents prennent la place des molaires caduques?

Réponse. — Les bicuspides.

A quel âge émergent-elles ?

Réponse. — De 9 à 10 ans.

Quelle position occupent-elles dans la mâchoire avant leur éruption ?

Réponse. — Les couronnes des bicuspides sont logées entre les racines des molaires caduques.

Par quel processus les dents temporaires font-elles place aux dents permanentes ?

Réponse. — Par la résorption de leurs racines.

En supposant que, d'après la théorie de la résorption par pression, la couronne en voie de sortie de la dent permanente presse sur la racine de la dent caduque, qu'en résulte-t-il?

Réponse. — La résorption de la racine cesse au point comprimé.

Comment le travail de résorption des racines dentaires s'accomplit-il ?

Réponse. — L'organe absorbant exsude un produit dissolvant.

Quelle est l'origine supposée de l'organe absorbant ?

Réponse. — Pour les uns, cet organe serait une modification des cémentoblastes de la membrane radiculaire. D'autres auteurs pensent que la pulpe, après avoir terminé son travail de formation dentaire, deviendrait un organe de résorption, c'est-à-dire détruirait son œuvre primitive.

Quelle preuve a-t-on que la pulpe exerce une influence sur la destruction des racines des dents temporaires?

Réponse. — Le fait que quand la pulpe meurt, le travail de résorption cesse comme processus *physiologique* et qu'il ne se poursuit ensuite que d'une manière *pathologique.*

Quelles sont les idées et les observations de John Tomes en ce qui concerne les cellules absorbantes?

Réponse. — Tomes prétend que le travail de résorption des racines dentaires se fait par une classe de cellules, dites cellules géantes, et réunies en amas.

FONCTIONS ET USAGES DE LA DENTINE, DE L'ÉMAIL, DU CÉMENT, DE LA MEMBRANE ALVÉOLO-DENTAIRE, DES DENTS ET DES MACHOIRES

DENTINE

Quel est celui des tissus dentaires d'où la dent tire sa forme?

Réponse. — La dentine. On peut enlever tous les autres tissus, la dentine restante présentera la forme typique de l'organe.

Quels sont les principaux caractères qui permettent à ce tissu de constituer la partie la plus importante de la structure dentaire?

Réponse. — Sa densité, son élasticité et sa vitalité.

Définir l'élasticité?

Réponse. — C'est la propriété qu'ont les corps de reprendre exactement leur forme primitive, quand on les a étirés, recourbés, etc.

Quel est l'avantage de cette propriété dans le tissu dentinaire?

Réponse. — Elle empêche le tissu de se rompre sous l'effort de la mastication.

Que manque-t-il à la dentine au point de vue de la résistance?

Réponse. — Elle n'est pas assez dense pour résister à l'abrasion.

ÉMAIL

En est-il de même de l'émail à ce point de vue?

Réponse. — Non, c'est la plus dense et la plus dure de toutes les substances organisées.

Quels sont les usages de l'émail?

Réponse. — Il sert premièrement à protéger la dentine contre l'abrasion ; deuxièmement à le mettre à l'abri de la carie, et troisièmement à donner de l'éclat aux dents.

Quelles preuves a-t-on que le premier usage de l'émail n'est pas de protéger les dents contre la carie?

Réponse. — 1° Il n'y a guère de bouches sans *carie dentaire.*

2° L'émail et la dentine se composent en majeure partie du même élément, la chaux.

3° Des dents dont l'émail est usé restent pendant des années sans se carier.

4° Des dents usées ou limées dans le cours d'opérations, de façon à mettre la dentine à nu, ne se carient pas nécessairement pour cela.

Quelles sont les conditions de la dentine exposée qui servent à la protéger contre la carie ?

Réponse. — L'état lisse et la propreté de la surface.

PULPE DENTAIRE

Quelle est la principale fonction de la pulpe dentaire ?

Réponse. — Elle est l'organe formatif de la dentine.

A-t-elle quelque autre fonction ?

Réponse. — C'est un organe de nutrition pour sa propre substance et, pendant un temps limité après la naissance, elle alimente la dentine.

A-t-on quelque preuve que la fonction nutritive appartient à la substance dure de la dent après la maturité des tissus dentaires ?

Réponse. — On n'en a point.

Quels sont quelques-uns des faits et arguments à l'appui de cette théorie ?

Réponse. — 1° Les dents différant de toute autre structure, les lois qui gouvernent les autres organes ne leur sont pas applicables ;

2° Les tissus durs des dents ne sont pas épuisés par les processus physiologiques comme les autres tissus du corps, et par conséquent ils n'ont pas besoin du même renouvellement ;

3° Ils sont plus permanents dans leur nature que toute autre structure organique. Ils résistent à l'action des influences destructives extérieures, des centaines d'années après que tous les autres tissus ont été dissous ;

4° Les os peuvent être détruits par la maladie ou par une opération chirurgicale ; la nutrition restaurera la partie perdue dans des circonstances favorables, mais aucune partie de dent ne saurait jamais se reproduire dans aucune circonstance.

Que peut-on dire sur la nécessité de la pulpe dans les dents arrivées à maturité ?

Réponse. — Après le nombre d'années exigées pour parachever la structure dentaire, la pulpe n'est plus essentielle à l'intégrité des autres tissus de la dent.

Dans quel état se trouve la pulpe après avoir achevé son œuvre d'organe formateur ?

Réponse. — Dans une condition dormante.

Dans quelles circonstances est-elle de nouveau sollicitée à agir ?

Réponse. — Dans l'abrasion ou dans la carie déterminant de l'irritation.

Cette formation secondaire, ou dentine secondaire, comme on l'appelle, est-elle identique à la formation primitive ?

Réponse. — Non. Elle est moins dense et de structure moins régulière.

Citer des cas analogues d'autres organes qui, après avoir terminé leur travail organique, passent à l'état dormant.

Réponse. — La membrane radiculaire abandonne son rôle formateur, qui consiste à déposer du cément, pour se borner à exister comme organe de nutrition. Les organes génitaux cessent de fonctionner dans la vieillesse et ne recouvrent plus leur énergie.

CÉMÉNT

Quel est l'usage spécial du cément ?

Réponse. — Par la densité intermédiaire de sa structure, il sert de moyen d'union entre le tissu mou de la membrane radiculaire et de la dentine, conservant ainsi la vitalité de la dent après la mort de la pulpe.

Quelles sont les deux fonctions de la membrane alvéolo-dentaire ?

Réponse. — C'est l'organe formateur du cément, aussi bien que des parois alvéolaires.

Qu'est-ce que cette double fonction indique relativement à la structure de cette membrane ?

Réponse. — Qu'elle est formée de deux feuillets.

Quel est l'enseignement contradictoire des autorités sur l'origine de cette membrane, qui néanmoins tend à la même conclusion ?

Réponse. — Pour les uns, la membrane radiculaire est une continuation du périoste de la crête alvéolaire; pour d'autres elle naît du follicule dentaire. Or elle ne saurait provenir de ces deux sources différentes qu'à la condition d'être une membrane double.

Les deux couches ou parties de cette membrane sont-elles séparables, et par quel moyen ?

Réponse. — Elles se séparent dans l'extraction des dents, une partie se trouvant sur la racine enlevée, l'autre tapissant l'alvéole.

Qu'arriverait-il si la paroi alvéolaire était dénudée de son périoste pendant une extraction dentaire ?

Réponse. — L'os qui constitue l'alvéole se nécroserait.

Quelle preuve histologique a-t-on de l'existence de cette double membrane ?

Réponse. — Les deux parties n'ont pas la même structure.

Peut-on démontrer que les fibres qui constituent la membrane contiguë au cément, s'unissent et se continuent avec le réseau de la partie en rapport avec l'os ?

Réponse. — L'union n'étant, suivant les auteurs, qu' « insensible », il n'y a pas de preuve en faveur de la continuité de tissu.

Comment la source vasculaire et nerveuse prouve-t-elle la dualité de la membrane ?

Réponse. — Les nerfs et les vaisseaux ont deux origines ; les uns provenant de ceux qui alimentent le périoste de la crête alvéolaire et de la gencive, les autres de ceux qui alimentent la pulpe.

Quels sont les témoignages fournis par les conditions pathologiques de la membrane ?

Réponse. — Dans les états morbides provenant d'irritation péridentaire il se dépose du cément sur la racine, mais il ne se forme pas d'os sur la paroi alvéolaire opposée ; ce qui prouve que la nutrition des deux membranes n'a pas la même source ; car, si les vaisseaux sanguins et les nerfs les traversaient de part en part, la même action inflammatoire aurait lieu des deux côtés et déterminerait *l'ankylose* dentaire, état de chose dont on ne connaît aucun exemple.

Quelles sont les fonctions combinées des dents et des mâchoires ?

Réponse. — La préhension et la mastication.

Définir la préhension.

Réponse. — C'est l'action de saisir une portion d'aliments pour se nourrir.

Qu'est-ce que c'est que la mastication ?

Réponse. — C'est l'action de mâcher, de broyer les aliments pour les imprégner de salive et les préparer à la digestion stomacale.

Quels sont les mouvements exécutés par la mâchoire dans la mastication ?

Réponse. — La mâchoire supérieure, soudée aux os du crâne, est immobile ; l'inférieure seule se meut dans différents sens ; elle a les mouvements d'abaissement et d'élévation, de protraction et de détraction, enfin de diduction ou de latéralité.

Quels sont les muscles qui produisent ces mouvements ?

Réponse. — Les temporaux, masséters, ptérygoïdiens, etc.

Quels sont les autres muscles qui aident à la mastication ?

Réponse. — Les muscles buccaux et linguaux. L'orbiculaire des lèvres ferme la bouche et empêche les aliments de s'échapper ; les muscles linguaux servent à maintenir les aliments entre les mâchoires pendant l'acte de la mastication.

Quel est le but de l'insalivation ?

Réponse. — L'insalivation joue un triple rôle :

1° Elle ramollit les aliments durs pour qu'ils deviennent plus faciles à broyer ;

2° Elle réunit les aliments en un bol qui se prête mieux à la déglutition ;

3° Elle facilite la digestion stomacale.

CHAPITRE III

PATHOLOGIE ET THÉRAPEUTIQUE

L'étude de la pathologie a réalisé de nos jours, en dentistry comme en médecine, des progrès tels, qu'elle est indispensable pour réussir dans la pratique. Le plus grand nombre des dents réclamant une opération sont de beaucoup, non seulement dans un état pathologique, mais dans une condition morbide telle qu'elles nécessitent un examen rigoureux et un traitement thérapeutique pour qu'on puisse les conserver.

La profession a donné bien plus d'attention à la thérapeutique qu'à la pathologie. Mais étudier la première indépendamment de la seconde équivaut à peu près à la compulsion d'un almanach médical. Traiter les maladies d'après leurs noms, et non en se basant sur leur nature, c'est faire du charlatanisme. Se servir des médicaments d'après l'étiquette et non d'après leur nature, est également l'œuvre d'un empirique. Or, pour traiter une affection, quelque simple qu'elle soit, d'une manière rationnelle et utile, il faut savoir quels sont les phénomènes produits par cette maladie dans la profondeur des tissus. La maladie doit être traitée conformément à sa nature cachée. La pathologie traite à la fois des désordres morbides, visibles et cachés.

Ignorer la pathologie, c'est sacrifier au davier chaque année des milliers de dents, qui auraient pu être épargnées si l'on avait compris leur état morbide et qu'on les eût traitées rationnellement. Quand on parle de l'action morbide, on n'entend pas nécessairement l'action d'une force nouvelle ; c'est plutôt la perversion de la force physiologique normale, force qui, par son action déréglée, tend à détruire ce qu'elle avait primitivement édifié et entretenu. Cette perturbation de l'activité physiologique est ordinairement un fait dont le sujet a conscience et qu'il exprime par des termes dont toute l'espèce humaine se rend compte de la signification, pour en avoir fait l'épreuve expérimentale, tels que ceux de sensibilité, douleur, inflammation, tuméfaction et autres ; mais, parmi ces mots, il n'en est pas de plus significatif et de plus compréhensif que celui d'inflammation.

Des pathologistes de valeur et de réputation ont dit que l'histoire de toute maladie n'est que l'histoire des processus inflammatoires manifestes au début et dans les phases ultérieures.

On ne saurait écrire un ouvrage de pathologie chirurgicale sans un exposé complet de l'inflammation ; il en est de même en chirurgie dentaire ; car les mêmes processus d'action morbide se manifestent dans les dents et les parties associées.

L'inflammation est partout la même, avec de simples modifications résultant des particularités structurales et de l'intensité de l'action. Je n'ai donc pas à m'excuser de l'étendue donnée à l'étude des processus inflammatoires, sans lesquels la pathologie dentaire ne saurait être comprise, et la douleur resterait sans signification.

De quoi traite la pathologie ?

Réponse. — De l'origine et de la marche des changements de structure ou des altérations fonctionnelles de l'organisme, qui constituent la maladie.

En quoi la pathologie dentaire diffère-t-elle de la pathologie générale ?

Réponse. — Elle n'en diffère que par les modifications morbides résultant des particularités de structure et des susceptibilités du tissu atteint.

Quelle est la signification littérale du mot *pathologie ?*

Réponse. — C'est la science de la souffrance, ou la science qui traite du corps à l'état de douleur.

La douleur accompagne-t-elle nécessairement la maladie ?

Réponse. — Non.

Quelle est la signification littérale du mot *maladie ?*

Réponse. — Gêne, mal à l'aise.

Quelle en est la signification au point de vue *pathologique ?*

Réponse. — Tout état normal du corps vivant, caractérisé par une altération de structure ou par un trouble de fonction.

Peut-on toujours reconnaître le début d'une maladie ?

Réponse. — Non, parce qu'elle peut se limiter à une aire assez petite pour ne comprendre qu'une seule cellule, et *cela* dans une partie cachée de l'organisme.

Quel est le mot qui exprime les principales manifestations de l'action morbide ?

Réponse. — Le mot *inflammation*.

Donner une définition compréhensible de l'inflammation.

Réponse. — On désigne ainsi l'ensemble des résultats qui se manifestent dans une partie lésée (Bürdon Sanderson).

Donner la définition de Stricker.

Réponse. — L'inflammation se manifeste par deux traits : 1° une hyperémie active ; et 2° une métamorphose active de tissu.

Quelle est la signification du mot hyperémie ?

Réponse. — C'est l'afflux excessif du sang dans une partie.

Quels sont les autres termes employés comme synonymes ?

Réponse. — Fluxion, détermination, inflammation.

Que faut-il entendre par la métamorphose de tissu ?

Réponse. — Un changement de tissu en une autre et différente espèce de tissu ?

De quoi dépendent l'étendue et l'activité des processus inflammatoires ?

Réponse. — De la susceptibilité de la partie à l'impression d'influences étrangères.

Quels sont les phénomènes caractéristiques de l'inflammation ?

Réponse. — La chaleur, la rougeur, la douleur, la tuméfaction et la perturbation fonctionnelle.

Toutes ces manifestations existent-elles dans chaque cas ?

Réponse. — Les manifestations varient suivant le caractère du tissu atteint et la gravité de la lésion.

L'inflammation représente-t-elle un état simple ?

Réponse. — C'est une série d'états variables dont chacun résulte de la condition précédente.

Quel est le premier acte qui apparaît dans la série des états inflammatoires ?

Réponse. — *L'irritation.*

Qu'entend-on par irritant ?

Réponse. — Tout ce qui excite nos organes outre mesure, de manière à changer le rythme habituel de leurs fonctions. Un stimulant assez énergique pour provoquer de la tension, de la chaleur et de la douleur devient irritant.

Quelle différence y a-t-il entre les *excitants* et les *irritants* ?

Réponse. — Les excitants sont des stimulants normaux pour les fonctions. Les irritants sont des stimulants normaux, déterminant une action fonctionnelle anormale.

Dans quelles circonstances un excitant normal peut-il devenir irritant?

Réponse. — Tout stimulus, d'ordre normal, mais de quantité anormale, peut devenir irritant : par exemple, une lumière trop intense ou trop faible irrite l'œil ; une alimentation trop abondante ou insuffisante irrite l'estomac.

Dans quel système organique suit-on le plus facilement la marche de l'inflammation ?

Réponse. — Dans le système vasculaire.

Quels sont les premiers effets perceptibles d'un irritant sur une surface à découvert ?

Réponse. — Une augmentation de rougeur et de chaleur.

Donner la pathologie de l'irritation.

Réponse. — L'irritation détermine dans les éléments cellulaires des vaisseaux capillaires des contractions et des dilatations actives, d'où résultent une accélération de la circulation du sang et une chaleur exagérée. La chaleur dilate et allonge aussi les vaisseaux capillaires, de manière à amener à la vue une quantité de sang plus grande qu'à l'état normal, d'où l'augmentation de rougeur appelée *détermination* du sang ou *hyperémie*. L'expansion des vaisseaux sanguins cause une légère pression sur les filaments nerveux qui se trouvent dans le tissu, ce qui provoque de la gêne et appelle l'attention sur la partie affectée.

Quel est le résultat de cette activité vasculaire ?

Réponse. — Une dilatation *permanente* des vaisseaux, quand elle est continue.

Quelle en est l'influence sur le cours du sang ?

Réponse. — Elle le retarde.

Quel est le changement indiqué par la dilatation permanente des vaisseaux et le retard du cours du sang ?

Réponse. — C'est le passage de la première à la deuxième phase des processus inflammatoires.

Pourquoi applique-t-on spécialement le mot *inflammation* à la deuxième phase ?

Réponse. — A cause du nombre des divers états inflammatoires qui résultent directement de la forme aiguë ou chronique.

Inflammation aiguë.

Indiquer les symptômes de la deuxième période des processus inflammatoires.

Réponse. — Elle se caractérise par de la chaleur, un sentiment de plénitude, de pression, une légère tuméfaction et une douleur qui augmente constamment ou par intervalles.

Quelle est la pathologie de l'inflammation ?

Réponse. — La rapidité de l'action vasculaire, à la première période, détermine de la chaleur ; la chaleur dilate les vaisseaux sanguins ; cette dilatation augmente le volume du sang et explique le sentiment de plénitude, de pression ainsi que la tuméfaction ; enfin le trop-plein des vaisseaux, en comprimant les filaments nerveux qui se distribuent dans le tissu enflammé, provoque une douleur qui s'exagère avec l'expansion vasculaire.

Expliquer l'effet thérapeutique de la chaleur et du froid dans le cas de l'inflammation aiguë de la pulpe dentaire.

Réponse. — Le froid augmente la douleur en contractant les vaisseaux, et cet obstacle brusque apporté à l'activité circulatoire détermine une pression réactionnelle sur les nerfs des parties environnantes et par suite de la douleur. La chaleur dilate les vaisseaux et, favorisant ainsi la liberté de la circulation, soulage la pression ainsi que la douleur.

Quel est le caractère qui permet de diagnostiquer la douleur de l'irritation à la première période, de la douleur de l'inflammation aiguë à la seconde période.

Réponse. — Dans le cas *d'irritation* pulpaire, la douleur cesse et tous les autres symptômes disparaissent peu après l'éloignement de l'irritant. Tandis que dans *l'inflammation aiguë*, l'éloignement de la cause irritante peut atténuer la douleur, mais ne saurait remettre la pulpe à son état normal.

Qu'entend-on par inflammation *aiguë* et *chronique ?*

Réponse. — On dit que l'inflammation est *aiguë* quand elle prend une forme vive, intense, douloureuse, et qu'elle parcourt rapidement ses diverses phases. Quand, soit par le léger degré de la lésion ou par l'atténuation de l'activité de la manifestation aiguë, l'inflammation se prolonge avec moins de douleur et de gêne, on l'appelle *chronique.*

L'inflammation aiguë, non réprimée, devient-elle nécessairement chronique ?

Réponse. — Elle peut aboutir à l'état de congestion ou d'inflammation chronique.

Inflammation chronique.

Quel est le caractère le plus notable qui permette de distinguer l'inflammation chronique de l'inflammation aiguë ?

Réponse. — Le peu de douleur qu'elle détermine.

La durée prolongée et la diminution de la douleur sont-elles les caractères les plus importants de l'inflammation chronique ?

Réponse. — Non. Il faut mettre avant tout l'altération fonctionnelle de la partie, altération qui se produit avec le temps.

A quelle loi de l'organisme physique faut-il rapporter cette altération?

Réponse. — A la loi de *l'habitude fonctionnelle*. Toutes les fonctions du corps subissent un entraînement qui fait qu'elles s'adaptent aux conditions environnantes. Par conséquent, l'irritation continue d'un tissu finit par adapter son fonctionnement à son nouvel état et lui donner un moindre degré de susceptibilité à l'impression d'un irritant : c'est ainsi que la douleur s'atténue.

Donner des exemples.

Réponse. — Une pulpe dentaire mise à nu et atteinte d'inflammation aiguë ne saurait tolérer le contact d'un corps solide, ni même de l'atmosphère; mais quand l'inflammation devient chronique, les fonctions de la pulpe se modifient et s'adaptent aux conditions ambiantes, de manière à supporter la présence de l'air, de la salive et des aliments, sans que le sujet éprouve de douleur. L'habitude fonctionnelle de l'estomac et du système nerveux change par l'usage continuel du tabac, quelque irritant qu'il puisse être dans le principe.

Comment l'état chronique de la pulpe dentaire est-il affecté par la pression d'un corps étranger ?

Réponse. — Une légère pression ne cause pas de douleur, mais une simple sensation de contact. Une pression forte, comme celle de la mastication, devient un irritant ou détermine une lésion qui rappelle l'inflammation aiguë.

La pulpe à l'état normal est-elle particulièrement sensible aux influences externes ?

Réponse. — Non. On peut la toucher avec le doigt ou un instrument, sans provoquer de douleur.

Comment peut-elle devenir douloureuse ?

Réponse. — Par le fait de l'inflammation.

Quelles sont les altérations de tissu que peut amener l'inflammation chronique ?

Réponse. — Les tissus buccaux peuvent s'hypertrophier, s'indurer ou se tuméfier ; ou bien l'état chronique peut, par une nouvelle irritation, redevenir aiguë et aboutir rapidement à la congestion.

HYPERTROPHIE

Définition.

Réponse. — Accroissement excessif d'un organe ou d'une portion d'organe, sans altération réelle de sa texture intime, et résultant d'une nutrition anormale et trop active.

Quelle est la différence pathologique entre l'hypertrophie et la tuméfaction inflammatoire de la seconde période ?

Réponse. — La tuméfaction, qui s'observe à la seconde période des processus inflammatoires, résulte de l'expansion et de la plénitude des vaisseaux sanguins. Le gonflement hypertrophique est déterminé par une multiplication des éléments cellulaires du tissu.

Quels sont les tissus de la bouche les plus sujets à l'hypertrophie ?

Réponse. — La gencive et la membrane muqueuse.

Donner la pathologie de *l'hypertrophie*.

Réponse. — L'irritation de la première période amène un état hyperémique de la gencive et un afflux de sang plus considérable que celui nécessaire à l'entretien du tissu normal ; l'excès est utilisé pour le développement d'une quantité anormale de tissu de la même espèce.

Nommer les deux espèces d'hypertrophie.

Réponse. — Physiologique et pathologique.

Qu'entend-on par hypertrophie physiologique ?

Réponse. — C'est une nutrition et un développement excessifs de tissu normal par suite *d'excitation* et d'usage continus : tel est par exemple le développement des muscles du bras chez le forgeron.

En quoi l'hypertrophie pathologique diffère-t-elle de la précédente ?

Réponse. — En ce que le développement excessif du tissu normal a lieu par une *irritation* continue, c'est-à-dire par une *excitation* normale exagérée, au point de se transformer en *irritation*.

Comment se manifeste l'hypertrophie de la gencive ?

Réponse. — Par le développement de longues pointes de ce tissu dans les intervalles des dents antérieures, ou par un épaississement du bord gingival sur la face buccale des bicuspides et des molaires.

Quel est le traitement rationnel de l'hypertrophie ?

Réponse. — L'excision. Avec des ciseaux pointus, on coupe les longues pointes de gencive développées entre les dents jusqu'au niveau gingival de la face labiale des dents, continuant au besoin l'excision sur le côté buccal des bicuspides et des molaires. Puis on apaise l'inflammation avec des stimulants et des astringents, parmi lesquels la créosote de bois et le tannin sont considérés comme les meilleurs. Ils ne se combinent pas, mais agissent harmonieusement quand on les emploie tous les deux à la fois sur le même tampon d'ouate.

INDURATION

Comment l'induration se manifeste-t-elle ?

Réponse. — Par une tuméfaction dure et circonscrite. Quand elle siège à la gencive, elle présente au toucher une sensation très analogue à celle que donne l'os sous-jacent. Un état induré peut s'observer aussi dans les muscles buccaux ou dans les muscles du cou, à la suite d'une maladie dentaire.

Quelle est la pathologie de l'*induration* ?

Réponse. — C'est un état d'inflammation chronique dans lequel toutes les fonctions de la partie atteinte sont morbides et inactives ; la circulation y est fort entravée ; la lymphe exsudée se coagule dans les interstices des cellules ; l'afflux excessif du sang est utilisé pour produire une sorte de pléthore cellulaire ; les cellules individuelles s'agrandissent et deviennent fibrillaires ; toutes les conditions ci-dessus contribuent à produire la dureté du tissu.

Quelle est la différence entre l'hypertrophie et l'induration ?

Réponse. — Toutes les deux sont des accroissements de tissu, mais dans l'hypertrophie l'accroissement résulte de la multiplication des cellules, tandis que dans l'induration il provient de l'agrandissement des éléments individuels, et non d'une prolifération cellulaire ; dans l'hypertrophie, la partie augmentée de volume a une mollesse normale, et dans l'induration on constate une dureté anormale.

Quel est le traitement externe que réclame l'état induré du cou et de la joue?

Réponse. — Des fomentations chaudes et des stimulants actifs et persistants. Le capsicum est un agent très efficace.

Quel est le traitement de l'induration gingivale ?

Réponse. — L'application de l'extrait de capsicum, des incisions capables de favoriser la suppuration ou l'usage d'un séton dans le même but, mais quand les moyens plus doux ont échoué.

TUMÉFACTION

Quels en sont les caractères ?

Réponse. — C'est un état d'inflammation chronique, qui amène un développement excessif de tissu anormal par l'exercice de fonctions anormales. Il se caractérise, dans son développement et sa croissance, par son indépendance du reste du corps.

Sous quels rapports la tuméfaction diffère-t-elle de l'hypertrophie ?

Réponse. — L'hypertrophie consiste dans la formation d'une quantité anormale de tissu de même espèce que le tissu environnant. La tuméfaction consiste dans la formation d'une quantité anormale de tissu d'une espèce *différente* du tissu environnant. L'hypertrophie n'offre pas de ligne de démarcation entre le tissu normal et l'anormal. La tuméfaction présente une différence de coloration et de texture, et s'élève au-dessus du niveau du tissu environnant.

Quelles sont les différentes espèces de tumeurs qui se trouvent communément dans la bouche, et où siègent-elles ?

Réponse. — L'épulis, dont l'origine se trouve dans le périoste du bord alvéolaire. Les kystes, dont l'origine est dans la membrane muqueuse. Les tumeurs vasculaires, naissant de quelque vaisseau sanguin qui se rend à la gencive.

Décrire chacune de ces tumeurs.

ÉPULIS. Cette tumeur se rencontre d'ordinaire dans les intervalles des dents antérieures et des bicuspides ; elle a une couleur rouge, plus foncée que le tissu environnant, avec une apparence rude, grenue ou en chou-fleur ; autour des racines dentaires à bords déchiquetés, l'épulis forme des amas nodulaires ; sa structure est fibreuse.

Les *kystes* de la membrane muqueuse sont de couleur plus claire que le tissu muqueux normal, et d'aspect brillant. Ils sont ordinairement remplis de mucus de caractère dégénéré. Leur structure est membraneuse.

Les *tumeurs vasculaires* ont une coloration rouge foncé, très vasculaires, avec prédominance de sang veineux ; elles sont lisses et brillantes, et plus ou moins fibreuses.

Traitement.

L'épulis réclame l'excision, le bistouri pénétrant dans le tissu sain à environ 2 millimètres de la base de la tumeur et la cernant tout entière ; il faut en outre l'enfoncer en-dessous d'elle jusqu'au périoste, de façon à l'extirper entièrement.

Cela fait, il faut traiter la plaie avec l'acide phénique caustique assez énergiquement pour détruire la vitalité de toutes les fibres restantes.

Le même traitement convient aux *tumeurs vasculaires*.

Les *kystes* doivent être vidés de leur contenu muqueux par une ponction faite avec soin au point le plus déclive, puis maintenus, comprimés par un coussinet de ouate saupoudré de tannin sec, qui appuiera sur le kyste à l'aide des lèvres ou de la joue. La médication doit se limiter à la surface externe de la tumeur et consiste dans l'emploi d'agents stimulants et astringents.

Quand un organe ou un tissu quelconque est à l'état d'inflammation aiguë, quelle autre condition que l'état chronique peut-il survenir ?

Réponse. — La *congestion*.

Quels sont les symptômes de la congestion ?

Réponse. — Après avoir débuté par la chaleur et l'hyperémie et l'inflammation aiguë, la température, la pression et la douleur augmentent considérablement. Une fois la période congestive parfaitement confirmée, il survient une *douleur pulsative* intense, qui constitue par conséquent un *signe diagnostic sûr* de la congestion.

Quelle est la pathologie de la congestion ?

Réponse. — Le ralentissement du courant sanguin, qui commence à la seconde période, se continue dans la congestion ; la circulation devenant de plus en plus lente, détermine un entassement des globules du sang et un engorgement de certains vaisseaux capillaires, tandis que d'autres ne laissent passer qu'un courant limité à travers la partie enflammée. Il en résulte une exagération de la pression et de l'intensité de la douleur. Le nombre des capillaires engorgés augmentant, l'arrêt du cours du sang arrive au point de déterminer une *stase* complète. La *stase sanguine* est donc le trait histologique le plus saillant de la congestion, bien qu'elle n'appartienne pas à *tous* les vaisseaux.

Comment l'intensité de la souffrance devient-elle intermittente dans la congestion ?

Réponse. — De l'une des deux manières suivantes : 1° ou bien la force du courant sanguin réussit à dégager les capillaires ; 2° ou bien il s'établit des courants périphériques, qui, grâce aux anastomoses, détournent une partie du sang de la partie enflammée et diminuent temporairement la pression et la douleur.

Quelle est la cause des *battements* dans la congestion ?

Réponse. — Chaque pulsation du cœur se traduit par un battement, par suite du brusque arrêt du courant sanguin dû à l'engorgement des vaisseaux capillaires de la partie enflammée. Le battement est le rebondissement de l'ondée sanguine.

Pourquoi la douleur pulsative de la pulpe dentaire congestionnée est-elle plus intense que dans d'autres tissus mous ?

Réponse. — Parce que la pulpe dentaire est emprisonnée dans des parois de dentine qui ne permettent aucune expansion des vaisseaux sanguins.

Quel est le résultat naturel et nécessaire de la stase inflammatoire ?

Réponse. — Un défaut de nutrition de la partie qui en est le siège, et comme conséquence une entrave aux fonctions vasculaires et un affaiblissement des parois mêmes des vaisseaux.

Si la résolution n'a pas lieu à ce moment critique, quel doit en être le résultat fatal ?

Réponse. — L'affaiblissement des parois vasculaires continuera jusqu'à ce qu'elles deviennent perméables ; alors le contenu des vaisseaux transsudera et ira infiltrer les tissus environnants.

Quelle est dans les vaisseaux capillaires la particularité de structure qui favorise leur perméabilité ?

Réponse. — Leurs tuniques étant composées de cellules simplement agglutinées par leur protoplasme, quand leurs fonctions sont entravées par les processus inflammatoires, les cellules se séparent facilement les unes des autres.

Quel exemple familier peut-on citer à l'appui?

Réponse. — Le saignement des gencives enflammées, dont les vaisseaux capillaires cèdent à la plus légère touche d'un instrument.

Les *ventouses scarifiées* ne constituent-elles pas un autre exemple?

Réponse. — Oui, car cette opération repose sur la séparation facile des éléments cellulaires des capillaires.

Comment appelle-t-on la transsudation inflammatoire et l'infiltration du sang dans les tissus environnants?

Réponse. — Suppuration ou formation du pus.

Donner la pathologie de la suppuration.

Réponse. — La dilatation permanente des vaisseaux et le ralentissement des canaux sanguins, à la 2ᵉ période, produisent un engorgement des capillaires, un entassement des globules du sang et un affaiblissement des parois des vaisseaux à un degré tel qu'il permet la transsudation du sérum. Immédiatement après, les corpuscules blancs qui flottent languissamment le long des parois vasculaires, sont stimulés et acquièrent une activité insolite, émettent des prolongements qui pénètrent dans les parois des vaisseaux et passent à travers, suivis d'un petit nombre de globules rouges, de corpuscules morts et d'autres débris de tissu dissocié.

Comment appelle-t-on les cellules qui sortent ainsi des vaisseaux pour pénétrer dans le tissu environnant?

Réponse. — Cellules migratrices.

Les cellules migratrices constituent-elles les seuls éléments du pus?

Réponse. — Non. Les cellules du tissu conjonctif qui entoure la partie enflammée sont stimulées et donnent lieu à une prolifération rapide de cellules embryonnaires, destinées à la réparation du tissu désagrégé : quelques-unes de ces cellules se mélangent avec les cellules migratrices, et ce sont ces deux espèces d'éléments qui représentent les cellules du pus.

Le pus doit-il être considéré comme de la matière usée, morte?

Réponse. — Non, pas en totalité. Le pus se compose de substance vivante aussi bien que de matière morte.

Le travail suppuratif est-il toujours et uniquement un processus inflammatoire destructif?

Réponse. — Il peut être, et il est d'ordinaire, à la fois destructif et reconstructif. Les influences reconstructives contrebalancent perpétuellement les influences morbides destructives.

Quelle est la cause de la tuméfaction quand il se forme du pus dans le corps d'un organe ou dans un tissu ?

Réponse. — L'exsudation qui se fait à travers les vaisseaux sanguins.

Comment cette tuméfaction diffère-t-elle du gonflement signalé à la seconde période des processus inflammatoires ?

Réponse. — Le gonflement de la seconde période résulte de l'expansion et de la plénitude des vaisseaux sanguins qui alimentent la partie enflammée. La tuméfaction de la phase suppurative est causée par la transsudation et l'infiltration du contenu des vaisseaux dans le tissu environnant.

Quelle est la cause de la douleur intense qui accompagne le travail de la formation du pus ?

Réponse.— La pression de la matière infiltrée et des gaz résultant de la décomposition.

Quels sont les symptômes de la formation du pus ?

Réponse. — Une atténuation de la souffrance, le ramollissement de la partie, de la fluctuation au toucher, et si l'aire de la suppuration est assez grande pour affecter le système général de manière à provoquer un état fébrile, il survient généralement des frissons. Quand la surface suppurante est limitée et relativement insignifiante, on n'observe pas de frissons.

Qu'est-ce que l'ulcération ?

Réponse. — La suppuration à la *surface* d'un organe ou d'un tissu ?

Qu'est-ce que l'abcès ?

Réponse. — La suppuration dans le *corps* d'un tissu.

Que devient le pus formé dans le corps d'un tissu ?

Réponse. — S'il est en petite quantité, il peut se résorber et s'éliminer avec les matières usées de l'ensemble de l'organisme ; c'est là ce qu'on appelle terminaison par résolution. Est-il plus abondant, il se forme une poche fibreuse qui empêche le pus de s'infiltrer dans les tissus environnants, puis il se produit un canal de même tissu que la poche, et partant de celle-ci pour s'ouvrir à la surface (Voir *abcès alvéolaire*).

Comment appelle-t-on ce canal et cet orifice ?

Réponse.— Trajet fistuleux ou fistule.

L'ulcération peut-elle siéger profondément.

Réponse. — Oui, quand des portions considérables de tissu sont comprises dans l'aire suppurante et que la surface externe se détruit (Voir *ulcération profonde*).

Comment s'accomplit le travail de réparation.

Réponse. — Par les cellules embryonnaires qui ont proliféré dans le tissu sain environnant, sous l'action des influences destructives que manifestent les processus inflammatoires.

Quel est le résultat inévitable qui aurait lieu si des influences reconstructives n'opéraient pas activement pendant le processus suppuratif ?

Réponse. — La mort de l'organe ou du tissu enflammé et peut-être la *mort générale*.

GANGRÈNE

Donner la définition.

Réponse. — La gangrène est la mort d'un tissu mou sans perte de substance.

Quelle différence y a-t-il entre la mort d'un tissu par suppuration et la mort par gangrène ?

Réponse. — Dans le premier cas, la mortification d'un tissu a lieu molécule à molécule, et s'accompagne de perte de substance (*mort moléculaire*) ; tandis que, dans la gangrène, il n'y a pas de perte de substance.

Comment se produit la gangrène ?

Réponse. — Par l'arrêt soudain de la nutrition qu'amène la *stase inflammatoire* dans la période congestive des processus inflammatoires.

Donner des exemples de gangrène se présentant dans la pratique dentaire.

Réponse. — La gangrène de la gencive par la manipulation défectueuse de l'acide arsénieux, la gangrène de la pulpe sous l'action de l'arsenic employé pour dévitaliser cet organe, et la gangrène qui accompagne la nécrose du bord alvéolaire.

La pulpe dentaire meurt-elle dans toute sa masse immédiatement?

Réponse. — Non. Elle commence par se mortifier au point de contact avec l'arsenic, puis la dévitalisation gagne peu à peu les parties éloignées.

Quelles sont les deux théories prédominantes concernant le travail de mortification de la pulpe par l'arsenic ?

Réponse. — Suivant l'une, la mortification résulterait de l'étranglement des vaisseaux sanguins à leur entrée dans le canal radiculaire ; suivant l'autre, l'agent pénétrerait dans la circulation comme poison irritant.

Comment réfute-t-on ces théories ?

Réponse. — S'il y avait étranglement des vaisseaux nourriciers, la pulpe se mortifierait tout entière immédiatement, puisque la totalité du corps de l'organe ne recevrait plus de sang ; d'autre part, si l'arsenic pénétrait dans la circulation, la rapidité du mouvement sanguin durant l'inflammation accomplirait rapidement le même résultat. Or, les faits sont contraires à ces deux manières de voir, car la mort de la pulpe est graduelle, exige un temps considérable et marche progressivement du point exposé au sommet radiculaire.

Quelle est la théorie enseignée ici ?

Réponse. — La mort de la pulpe s'explique par *thrombose.*

Qu'entend-on par thrombose ?

Réponse. — La formation à l'intérieur des vaisseaux d'un caillot sanguin, qui s'accroît en remontant vers le cœur jusqu'à ce qu'il rencontre, dans quelque anastomose, un courant assez fort pour le dissocier et l'entraîner.

Où cette dissociation du thrombus a-t-elle le plus de chance de se faire ?

Réponse. — Juste en dehors de l'orifice radiculaire.

Les tissus durs, os, cément et dentine, sont-ils sujets aux mêmes processus inflammatoires que les tissus mous ?

Réponse. — L'inflammation ne pouvant envahir que la matière mobile, organique et vitalisée, les processus inflammatoires ne sont pas précisément les mêmes dans les tissus durs que dans les tissus mous, parce que les éléments cellulaires des premiers sont restreints dans leurs mouvements ameboïdes par l'immobilité de la matière inorganique avec laquelle ces éléments ont des rapports intimes et mystérieux. En outre, les tissus durs sont alimentés non pas par un liquide *circulant* en courant rapide, mais par un échange de fluides qui se fait, grâce au lent travail *d'absorption.* Aussi les processus inflammatoires sont-ils lents à s'y établir et difficiles à suivre.

L'émail est-il sujet à l'inflammation ?

Réponse. — Ce tissu ne possédant pas d'élément vital, les processus inflammatoires y sont impossibles.

Comment l'inflammation se manifeste-t-elle dans l'os ?

Réponse. — Par la douleur, le gonflement de sa substance organique, la tuméfaction, la suppuration, la destruction et la reconstruction moléculaire du tissu, la nécrose et l'exfoliation.

A quelle partie du tissu appartiennent les processus actifs ?

Réponse. — Au périoste, qui revêt l'os extérieurement, aux corpuscules osseux et à la membrane médullaire qui tapisse l'intérieur des canalicules et des canaux de Havers.

Quand la nutrition de l'os est entravée par les processus inflammatoires, dans quel état trouve-t-on le corps de l'os ?

Réponse. — A l'état de nécrose.

Quelle est la manifestation de l'inflammation dans le cément ?

Réponse. — Elle se manifeste dans la membrane péridentaire qui forme et nourrit le cément, et dans la vie cellulaire des lacunes.

L'inflammation de ce tissu cause-t-elle de la douleur ?

Réponse. — Pas de douleur continue ; mais une fois enflammé, ce tissu devient très sensible au toucher. L'inflammation du cément n'existe guère en dehors des conditions morbides de la membrane radiculaire, excepté au collet des dents où cette membrane est détachée.

Comment l'inflammation se manifeste-t-elle dans la dentine ?

Réponse. — Elle se manifeste dans le réseau qui unit les extrémités terminales des fibrilles dentinaires et dans les fibrilles elles-mêmes.

Comment appelle-t-on cette altération de la dentine ?

Réponse. — Elle constitue ce qu'on nomme la dentine sensible.

Quand les portions vitales du cément et de la dentine sont détruites, comment désigne-t-on la dentine ainsi affectée ?

Réponse. — Dentine nécrosée.

Peut-il y avoir nécrose de la dentine quand le cément conserve sa vitalité ?

Réponse. — C'est à peine possible.

Peut-il y avoir nécrose de la dentine sans mortification des fibrilles ?

Réponse. — La dentine peut être décalcifiée, mais non nécrosée.

Comment expliquer le ramollissement des tissus durs par l'inflammation ?

Réponse. — Le corps du tissu dur est tel qu'il ne saurait se gonfler comme le tissu mou, mais les lacunes, la membrane médullaire, et les fibrilles dentinaires se dilatent par l'inflammation aux dépens des parties minérales, de sorte que les proportions relatives des substances animale et minérale ne sont plus les mêmes que dans le tissu normal.

Comment appelle-t-on le processus suppuratif dans le tissu osseux ?

Réponse. — *Carie* ou *ulcération* de l'os.

Quels sont les phénomènes pathologiques et physiologiques qui se manifestent dans la *carie ?*

Réponse. — Une formation de pus recouvrant la portion cariée, une prolifération des cellules osseuses et l'organisation d'un tissu granuleux.

Quel est le but de ce tissu granuleux ?

Réponse. — Il s'organise pour la réparation et la restauration du tissu détruit.

Observe-t-on quelque processus analogue dans la carie de la dentine ?

Réponse. — Non, aussi ne devrait-on pas l'appeler *carie dentaire*.

Qu'entendez-vous par escharification ?

Réponse. — C'est le processus par lequel une portion de tissu mou mortifié se sépare du tissu vivant.

Comment s'appelle l'eschare du tissu mou ?

Réponse. — Sphacèle.

Comment s'appelle l'os ainsi séparé ?

Réponse. — *Séquestre*, si la partie est considérable, et *spicule* quand elle est en petits fragments.

Quel est le processus qui produit l'escharification ?

Réponse. — Elle se produit par deux processus différents : l'un pathologique, l'autre physiologique.

Décrire chacun d'eux ?

Réponse. — Le processus pathologique consiste dans une formation de pus par la désintégration du tissu le long de la ligne de contact de la partie vivante avec la partie morte. Le processus physiologique consiste dans un travail de résorption du tissu vivant à la ligne de contact, rompant ainsi la continuité.

Le tissu dentinaire mortifié s'exfolie-t-il jamais comme le font les autres tissus nécrosés ?

Réponse. — Non.

ÉTIOLOGIE

De quoi traite l'étiologie ?

Réponse. — Elle traite des causes des maladies.

Comment classe-t-on les maladies étiologiquement ?

Réponse. — En *idiopathiques* et *symptomatiques*, la première classe comprenant les affections qu'on ne peut attribuer à aucune cause connue, la deuxième celles qui, par les symptômes ou autrement, peuvent être attribuées à une cause.

Les causes se divisent en deux catégories, les indiquer ?

Réponse. — Elles sont *prédisposantes* ou *déterminantes*.

Qu'entend-on par cause prédisposante ?

Réponse. — Toute condition organique préexistante, habitude fonctionnelle, particularité de structure interne ou de forme externe, qui crée une tendance à la maladie ou en favorise le développement.

Qu'entend-on par causes déterminantes ?

Réponse. — Les causes qui précèdent immédiatement le développement de la maladie et concourent à la produire.

Quelle est la grande maladie dentaire qui s'observe à peu près partout ?

Réponse. — La destruction de la substance dentaire par la *carie*.

CARIE DENTAIRE

Quels sont les traits les plus notables de la carie dentaire ?

Réponse. — 1° Une dissolution de l'émail dans un point de la dent le moins exposé aux frottements et favorable à la rétention de substances étrangères.

2° Une dissolution de la portion minérale de la dentine au fond de la concavité formée par la destruction de l'émail.

3° Une dissolution ou un émiettement de la portion organique ou animale de la dentine.

Quelles sont les causes ou actions naturelles qui amènent la désintégration des formations calcaires?

Réponse. — Toutes les formations calcaires, de même que les os à découvert, sont désintégrées lentement par les influences atmosphériques seules.

Quels sont les agents artificiels qui peuvent beaucoup accélérer la désintégration et la dissolution?

Réponse. — Les acides.

Ces deux genres d'influences agissent-elles dans la bouche, et quelles en sont les sources?

Réponse. — Elles existent toutes les deux dans la bouche et y exercent leurs ravages. L'atmosphère, par voie d'inhalation ; quant aux acides, ils sont produits par la décomposition chimique des aliments qui séjournent entre les dents et vers les collets, ou ils résultent d'un état morbide de l'estomac ou des glandes muqueuses et salivaires.

Quel est l'acide qui se forme dans la bouche par la décomposition de substances végétales?

Réponse. — L'acide acétique.

Quels sont ceux qui résultent de troubles gastriques et glandulaires ?

Réponse.— Les acides chlorhydrique et lactique.

Quel est le fait chimique relatif à l'action des acides qui favorise le caractère localisé et pénétrant des cavités de la carie?

Réponse. — C'est *l'état naissant* dans lequel ces acides sont au maximum d'activité et dépensent ainsi leur force dans le lieu immédiat où ils sont produits.

Une fois l'émail enlevé, comment la portion minérale de la dentine est-elle attaquée à son tour?

Réponse. — Par les mêmes agents qui ont dissous l'émail, avec l'aide d'un autre processus qui désagrège le tissu minéral par suite de l'expansion du tissu animal enflammé (V. *Ramollissement de l'os*.)

Quel est le processus de la destruction du tissu organique restant ?

Réponse. — Le tissu organique, soit animal, soit végétal, est détruit par l'action combinée de trois éléments qui se trouvent par tout dans la nature, à savoir : la chaleur, l'humidité et l'oxygène.

De quelles sources dérivent ces éléments dans la bouche?

Réponse. — La chaleur vient du calorique animal du corps ; l'humidité, de la salive ; l'oxygène, de l'inhalation de l'air atmosphérique : l'absence de l'un quelconque des trois arrête la destruction du tissu.

Comment le démontre-t-on ?

Réponse. — On sait qu'il suffit de mettre des viandes et des fruits en vases clos pour les conserver ; il y a là suppression de l'action atmosphérique. La dessication amène le même résultat : ici c'est le rôle de l'humidité qui est exclu ; enfin la congélation supprime pratiquement la chaleur.

Sur quel principe se base l'*obturation des dents* comme traitement prophylactique de la carie ?

Réponse. — Sur le principe énoncé plus haut : l'exclusion des agents destructeurs.

Exposer la théorie d'après laquelle les micro-organismes ont une part active dans la carie dentaire.

Réponse. — Quand l'émail a été entamé par l'action d'acides produits chimiquement, des bactéries provenant de l'atmosphère ou d'autres sources, pénètrent dans les cavités, y germent et s'y propagent en grande quantité ; elles exsudent un poison acide qui détruit immédiatement, à une profondeur limitée, la vitalité du tissu dentinaire et les éléments minéraux ; puis, en pénétrant dans les canalicules, elles en détruisent les parois et s'emparent de la portion animale ainsi séparée de ses combinaisons.

Cette théorie a-t-elle été démontrée ?

Réponse. — Non. On a bien démontré la présence de bactéries dans toutes les substances en voie de désorganisation ; mais on ignore encore les rapports qu'elles ont avec le processus destructif de la carie dentaire et le rôle qu'elles y jouent.

En mettant de côté la théorie de la présence des bactéries comme cause active de la carie dentaire, peuvent-elles la favoriser d'une autre manière ?

Réponse. — On peut supposer que leur présence et leur activité fonctionnelle favorisent la carie par une irritation continue, ce qui nécessite dans le traitement de l'affection l'emploi d'un *germicide* efficace.

Indiquer quelques-unes des causes prédisposantes de la carie dentaire.

Réponse. — La transmission par hérédité d'un *type*, avec tendance et action fonctionnelle dans le développement du tissu ; une maladie constitutionnelle également héréditaire ; une nutrition défectueuse au commencement du développement, par suite de laquelle il y a défaut de proportions entre la substance organique et la matière inorganique nécessaire à la résistance du tissu ; des défauts de forme, se traduisant par une surface rugueuse et creusée de dépressions, des tubercules saillants et des fissures profondes sur les couronnes des bicuspides et des molaires ; de larges surfaces triturantes en contact avec de grands espaces triangulaires au niveau des collets des dents, où peuvent se loger des matières étrangères ; enfin tous les troubles gastriques ou autres états morbides de l'organisme qui amènent une altération des liquides de la bouche.

Quelles sont parmi ces causes prédisposantes celles qui favorisent probablement, dans le plus grand nombre de cas, le développement de la carie dentaire ?

Réponse. — Les idiosyncrasies héréditaires. Le procréateur est le *type* complet de l'enfant, ou le moyen par lequel le *type* d'une génération précédente se transmet à tous les tissus et à toutes les fonctions de l'organisme. Les dents n'échappent pas à cette influence.

Qu'entend-on par *prophylaxie* ?

Réponse. — Le traitement propre à prévenir la maladie.

Quel est le traitement prophylactique qui convient à la carie dentaire ?

Réponse. — Les soins consistant à assurer la santé générale de l'organisme et l'absolue propreté des organes dentaires pour empêcher la maladie d'apparaître ; puis l'*obturation* pour en arrêter le développement.

La vitalité n'offre-t-elle pas une certaine résistance aux progrès de la carie ?

Réponse. — Quand la carie a une marche lente et que la destruction du tissu n'est pas plus rapide que dans l'abrasion mécanique ordinaire, la vitalité oppose une certaine résistance en remplissant les canalicules dentinaires d'une formation calcaire, dite dentine secondaire, qui augmente la densité du tissu et modère la rapidité du progrès de la carie et peut même l'entraver complètement quand les circonstances sont favorables.

MALADIES DE LA MEMBRANE RADICULAIRE

Quelle en est l'étiologie ?

Réponse. — Outre les causes héréditaires, il y a chez les hommes une cause *prédisposante* particulière, c'est un état hyperémique général de tous les tissus mous de la bouche, produit par l'usage du tabac et des alcools ; chez les femmes, c'est un affaiblissement des fonctions nutritives et des troubles nerveux ; dans les deux sexes, le défaut des soins de propreté. Les causes *déterminantes* sont : les dépôts de tartre, la décomposition de substances étrangères autour du collet des dents, les lésions mécaniques produites par la mastication, l'action de la brosse à dents, les blessures faites par le cure-dents, le déplacement des dents à la suite d'extraction d'organes voisins, l'action du mercure et une série très active d'états inflammatoires causés par l'inflammation et la mort de la pulpe dentaire.

Quels sont les symptômes de l'inflammation aiguë de la membrane radiculaire ?

Réponse. — Des sensations pénibles résultant du froid et du chaud quand on mange ou que l'on boit ; de la sensibilité au toucher ; une douleur quand on ferme les mâchoires, suivie de souffrances intermittentes ; enfin un sentiment d'allongement de la dent.

Cette sensation d'allongement est-elle réelle ou imaginaire ?

Réponse. — Bien qu'au début elle puisse n'être qu'imaginaire, en raison de la douleur aiguë au contact, elle finit par être réelle et résulte de l'épaississement de la membrane radiculaire par l'inflammation.

Quel est le traitement de l'inflammation aiguë de cette membrane ?

Réponse. — Le capsicum et l'essence de girofles, celle-ci comme agent calmant, le premier comme un stimulant persistant. On commence par appliquer l'essence de girofles sur la gencive et vers le collet de la dent, puis on pose un *emplâtre de capsicum* ou un coussinet de fort papier buvard, imprégné d'extrait de capsicum d'un côté et enduit de l'autre côté de vernis à la gomme laque ; cet agent est de beaucoup supérieur à l'iode. Un bain de pieds chaud est aussi fort utile (1).

INFLAMMATION CHRONIQUE DE LA MEMBRANE RADICULAIRE

Quels en sont les symptômes ?

Réponse. — Le relâchement de la dent, la rougeur de la gencive sus-jacente, pas de sensibilité au toucher ni dans la mastication d'aliments mous ; mais impossibilité de supporter une forte pression et passage facile à l'inflammation aiguë.

Quel est le traitement ?

Réponse. — Le même que pour l'inflammation aiguë, mais adouci et continué plus longtemps, avec large emploi des astringents.

HYPERTROPHIE DU CÉMENT

En quoi consiste l'hypertrophie du cément (ou excementosis) ?

Réponse. — C'est un dépôt secondaire du cément sur les racines dentaires, qui se fait par plaques irrégulières sur les côtés de la racine, ou en masses nodulaires au voisinage du sommet.

Etiologie ?

Réponse. — L'irritation et l'inflammation chroniques de la membrane péridentaire. (*V. membrane alvéolo-dentaire.*)

Symptomatologie ?

Réponse. — Les symptômes se résument en un caractère névralgique mal défini. (*V. névralgie.*)

Abcès alvéolaire.

A quelle forme spécifique morbide s'applique proprement le terme d'abcès alvéolaire ?

Réponse. — A un état pathologique de la membrane alvéolo-

---

(1) Il est impossible, dans n'importe quelle maladie, d'indiquer un traitement déterminé pouvant convenir à tous les cas. Celui que nous donnons ci-dessus est un exemple de médication composée de deux classes d'agents choisis parmi les stimulants et les calmants. D'autres, des mêmes catégories, peuvent, dans certains cas, rendre les mêmes services. Je ne puis guère indiquer que des classes de médicaments, en en nommant un ou deux de préférence.

dentaire; offrant les néoformations suivantes : un sac muni d'un collet fixé à la membrane radiculaire au sommet de la pointe de la racine ou dans son voisinage et contenant du pus; un tube à drainage conduisant de l'intérieur du sac en dehors et s'ouvrant à la surface, à travers lequel le pus est évacué. C'est là un *abcès formé*.

Quels en sont les symptômes?

Réponse. — Un abcès alvéolaire peut durer pendant des années sans manifester d'autres symptômes qu'un léger malaise et une gêne provenant de l'apparition occasionnelle d'une pustule de la membrane muqueuse qui finit par se rompre pour se vider, et une légère sensibilité à la percussion. D'autres fois, il survient plus ou moins souvent un gonflement étendu de la gencive accompagné d'une douleur intense et d'un écoulement abondant de matière purulente. Dans le cas de tuméfaction considérable, on constate que la dent est très ébranlée.

Quels sont les processus inflammatoires que l'on observe dans la formation de l'abcès alvéolaire?

Réponse. — Toutes les phases successives, depuis l'irritation jusqu'à la suppuration.

Exposer l'étiologie de la maladie à partir de son début jusqu'à son développement complet.

Réponse. — L'affection résulte de l'infiltration d'un poison septique à travers l'orifice de la racine et pénétrant dans le tissu de la membrane radiculaire. Ce poison consiste en gaz et matière septique formés par la décomposition d'une pulpe mortifiée, ou d'autre substance envahissant un canal radiculaire ouvert. Le premier symptôme est celui d'une inflammation aiguë de la membrane radiculaire, quoiqu'elle soit limitée à une aire étroite entourant immédiatement l'orifice de la racine. L'irritation et l'inflammation consécutive durent ordinairement plusieurs jours, pendant lesquels le sujet éprouve un sentiment de malaise, de compression et une légère douleur déchirante. La partie enflammée de la membrane s'épaissit en une masse arrondie de tissu fibreux dense, présentant tous les signes d'une tuméfaction. Son développement provoque la résorption de l'os alvéolaire. Durant ces processus actifs, le sujet éprouve une douleur intense, et la dent affectée est facile à découvrir.

L'état inflammatoire gagne la gencive. Dans cette condition, si l'inflammation est chronique, elle peut persister pendant des mois en donnant à peine lieu à un symptôme douloureux. Tel est l'état de beaucoup de dents et de racines dépourvues de pulpe, une tuméfaction de la membrane radiculaire constituant un abcès *commençant*. Le sondage le plus doux ou une autre cause d'irritation peut déterminer brusquement une inflammation aiguë, suivie très vite de congestion et de suppuration, avec abattement de la tuméfaction. Les gaz et le pus libérés peuvent s'écouler tout d'abord par le canal radiculaire, ou être absorbés par les tissus environnants ; mais si l'inflammation est active, l'obstruction du canal radiculaire et le défaut de résorption déterminent une accumulation des éléments désorganisés, et séparent la membrane tuméfiée du cément, tandis que la lymphe coagulable qui a été exsudée comme moyen de protection vitale contre l'infiltration des matières délétères, est utilisée pour la formation d'un sac fibreux épais qui retient le pus et l'empêche de pénétrer dans les tissus mous. La pression du pus, ainsi emprisonné contre les parois alvéolaires, en détermine la résorption, mais en un point seulement, et ce point se trouve heureusement à l'endroit où la surface externe est le plus accessible. A mesure que la perforation de l'os progresse, il se forme un tube fibreux du même tissu que le sac, qui parcourt l'os pour déboucher par un sinus à la gencive ou sur le tégument externe.

Quel est le traitement applicable à un abcès complètement développé ?

Réponse. — Ce traitement consiste dans une large ouverture de la cavité pulpaire, suivie de l'introduction dans le canal radiculaire d'une goutte d'eau tiède sur quelques fibres de coton ; cela fait, on met dans l'orifice de la cavité un morceau de vulcanite molle, et à l'aide d'un bâtonnet de bois dur, agissant à la manière d'un piston, on en bourre bien la chambre pulpaire. Cette espèce d'obturation a pour but de dégager la poche de l'abcès et de l'exposer plus librement à l'action des médicaments. Si l'on constate que l'orifice radiculaire n'est pas ouvert, on le désobstrue avec une broche capillaire ; ensuite on introduit de l'acide phénique pur de la même manière que l'eau, en le poussant à travers la racine pour le faire ressortir par la fistule gingivale. Il faut répéter le même traitement tous les trois jours, tant qu'on voit sourdre du pus. S'il n'en apparaît pas à la première ou à la seconde opération, on cesse l'usage du caustique et l'on se sert de créosote de bois ou d'essence de girofles pour le traitement ultérieur. La guérison est indiquée par la couleur rose vif que reprend la gencive, son raffermissement, la tendance à la cicatrisation rapide de la fistule et l'absence de douleur à la percussion.

Quel est le but du traitement caustique ?

Réponse. — La poche de l'abcès est une néoformation de la nature d'une tuméfaction, et a besoin d'être détruite ; quand de semblables productions sont accessibles, le moyen de guérir le plus rapide et le plus sûr est l'excision immédiate. Mais, en raison de l'inacessibilité de l'abcès alvéolaire, la destruction par les caustiques est la seule pratique.

A quel moment faut-il fermer l'orifice d'une manière permanente par l'obturation de la racine ?

Réponse. — Il n'est pas prudent de le fermer avant 10 ou 15 jours, à partir de la guérison supposée ; en attendant, on traite le canal par de légers antiseptiques et on y fait des obturations temporaires.

Y a-t-il des circonstances qui permettent d'obturer définitivement une racine après le premier traitement ?

Réponse. — Cette manière de faire a *quelque* chance de succès quand l'abcès est de formation récente et ne s'est ouvert qu'une fois ; mais il vaut mieux moins se hâter.

Y a-t-il d'autres médicaments aussi avantageux que l'acide phénique ?

Réponse. — L'acide phénique est difficile à remplacer; cependant on se trouve bien, dans certains cas, d'un mélange de créosote et de teinture d'iode par parties égales, et il peut réussir alors que l'acide phénique a échoué, car il n'y a pas d'agent qui convienne sûrement à chaque cas.

Quel est le traitement d'un abcès en *voie de formation ?*

Réponse. — Au début, il faut employer le traitement prophylactique. Si celui-ci échoue et que la résolution n'ait pas lieu, on provoquera la rapide formation du pus. Comme moyen de prophylaxie, on se sert d'une solution d'iodoforme, en ayant soin de ne pas déterminer d'irritation avec la broche du côté de la pointe radiculaire, et l'on applique sur la gencive un emplâtre de capsicum ; puis on panse le canal de la racine avec de la créosote ou d'autre stimulant antiseptique. Pour favoriser la formation de l'abcès, on fait des fomentations d'eau chaude sur la face ; une légère solution de capsicum appliquée à la fois sur la gencive et sur la face serait également avantageuse, mais la chaleur artificielle est l'un des moyens les plus efficaces. Pour calmer la douleur d'un abcès en voie de formation, on peut employer le vin d'opium et la teinture d'aconit à parties égales, ou tout autre liniment anodin.

Dans le cas où l'abcès tend à rester à l'état dormant sans suppuration, condition stationnaire de l'abcès commençant ou de ce qu'on appelle « abcès sans trajet fistuleux », quel est le traitement convenable ?

Réponse. — Il faut faire une ouverture artificielle, au point le plus accessible, à travers la gencive et le procès alvéolaire, puis traiter l'affection comme un abcès ordinaire. Le traitement externe est difficile et n'a pas grande chance de succès.

Qu'entend-on par *cicatrisation par première intention ?*

Réponse. — La cicatrisation qui a lieu sans perte de tissu.

Qu'entend-on par *cicatrisation par seconde intention ?*

Réponse. — Celle qui se fait par la formation d'un second tissu destiné à remplacer le tissu perdu. C'est ce qu'on appelle *tissu de granulation* ou cicatriciel (1).

Quel est l'état morbide voisin des racines dentaires que l'on prend souvent à tort pour un abcès alvéolaire ?

Réponse. — *C'est l'ulcération profondément située.*

Comment la distingue-t-on de l'abcès ?

Réponse. — Quand on sonde un abcès par l'ouverture externe, le stylet suit le trajet fistuleux, un tissu mou fibreux, et ne rencontre de tissu dur que lorsqu'il atteint l'extrémité extrême. Tandis que, en sondant une ulcération profonde, l'instrument touche presque immédiatement quelque tissu dur, soit la racine dentaire, soit l'os rugueux.

Quelles sont les autres distinctions physiques que l'on observe ?

Réponse. — L'abcès possède une membrane de tissu mou,

---

(1) Les anciens avaient l'habitude de déifier la nature et de la considérer comme une divinité bienveillante pour l'humanité souffrante. Aussi quand on l'invoquait pour une personne blessée, sa première intention, disaient-ils, est de guérir sans aucune perte de tissu et, en cas d'échec, sa seconde intention est d'organiser de nouveau tissu pour réparer celui qui a été détruit.

formant une poche qui tapisse la cavité osseuse et renferme le pus ; l'ulcération siégeant au même point n'a pas de semblable poché purulente, le pus baignant librement la surface de l'os carié et de la racine. L'abcès n'envahit aucun des tissus environnants, tandis que l'ulcération gagne toutes les parties contiguës. L'abcès décharge son contenu purulent par une fistule, l'ulcération déverse ses sécrétions par un ou plusieurs orifices à travers les tissus sous-jacents.

Quelle est *l'étiologie* de l'ulcération profonde ?

Réponse. — Elle résulte ordinairement de la rupture d'un abcès chronique, et s'observe surtout dans la diathèse scrofuleuse ou syphilitique.

Traitement.

Réponse. — Si l'on trouve quelques pointes d'os ébranlées, il faut les enlever immédiatement. L'état rugueux de l'os indique la *carie*. On devra le ruginer et le rendre lisse en enlevant les fragments avec soin. Puis on fera une application d'acide sulfurique aromatique, dilution à 50 0/0, qui aura le double but de dissoudre les particules osseuses encore restantes, et d'agir comme un antiseptique et un tonique énergiques. Comme traitement consécutif, on emploiera, tous les deux ou trois jours, des solutions de chlorure de zinc, de sulfate de zinc, d'essence d'eucalyptus et de créosote alternativement. Si le pus continue de se former après la 1re application d'acide sulfurique, on répétera cette application ou l'on se servira de permanganate de potasse.

Péripyémie ou *pyorrhée avéolaire*.

Quel est le trait le plus caractéristique de cette affection ?

Réponse. — Un écoulement purulent autour du collet des dents, provenant d'un point plus ou moins profond, plus ou moins étendu, et entourant immédiatement la ou les racines affectées.

Quels sont les tissus envahis ?

Réponse. — La membrane alvéolo-dentaire, les parois de l'alvéole et l'os alvéolaire.

Quelle en est l'étiologie ?

Réponse. — Elle est fort obscure : on a invoqué tour à tour la syphilis, l'action mercurielle, le catarrhe, une contagion propagée par des micro-organismes, une dégénérescence sénile prématurée, due à une dépravation physique générale et à un défaut de nutrition.

Quel est le traitement le plus favorable.

Réponse. — Il doit être tout à la fois chirurgical, désinfectant, antiseptique, stimulant et tonique. Avant tout, enlever tout le dépôt de tartre qui peut se trouver sur les racines. Gratter l'os carié, en ayant soin de respecter le *ligamentum dentium*, qui forme le bord de la gencive. L'acide sulfurique ne convient pas ici à cause de son action rapide sur l'émail. Comme désinfectant et antiseptique, on conseille le chlorure de zinc ou le permanganate de potasse ; comme tonique et astringent, le sulfate de zinc ; comme stimulant, la créosote de bois et les huiles essentielles ; enfin, la *persévérance* importe au succès du traitement.

Affections de la gencive.

(Voir *Hypertrophie* et *Tuméfaction*.)

Quelle est la cause la plus fréquente de l'inflammation gingivale ?

Réponse. — Le défaut des soins de propreté et l'accumulation du tartre sur les couronnes et au voisinage des collets dentaires, juste au-dessous du bord de la gencive.

Quel est le traitement ?

Réponse. — Après avoir soigneusement enlevé tous les dépôts calcaires et autre matière étrangère, il faut appliquer pendant trois ou quatre jours consécutifs de la créosote et du tannin sous le bord libre de la gencive et entre les dents. On prescrira aussi un léger collutoire astringent et antiseptique, additionné d'une essence aromatique, pour le rendre agréable au goût, dont le sujet ne devra faire usage que pendant un temps limité.

Ulcération phagédénique.

Description :

Réponse. — C'est une maladie qui attaque la gencive, la paroi alvéolaire et la membrane alvéolo-dentaire, et qui consiste en un processus particulièrement destructif, sans les indications ordinaires de l'action inflammatoire, dans les tissus environnants, mais différant complètement de la péripyémie et de l'ulcération profonde, de même que de l'ulcération superficielle ordinaire. Cette affection se caractérise par sa marche en droite ligne depuis le bord gingival jusqu'au sommet d'une racine, sans la moindre tendance à s'étendre latéralement, à moins d'y être sollicitée par d'autres causes capables d'enflammer la gencive. Elle s'observe plus souvent chez les sujets qui se soignent bien la bouche, que chez ceux qui la négligent ; elle n'a rien qui rappelle l'ulcération sécrétant du pus et n'a pas le type fongoïde; le mot *phagédénique* signifie un ulcère *rongeant*. A partir du bord gingival et allant vers le sommet de la racine, on observe une série de renflements bulbeux se repliant sur elle-même en revenant de la pointe radiculaire au bord de la gencive et laissant voir au centre la surface nette de la racine mise à nu.

Traitement.

Réponse. — Comme dans les autres tuméfactions, le traitement consiste dans l'*excision*. Avec un bistouri recourbé, on pénètre au bord de la gencive, juste à la limite du tissu sain, pour aller jusqu'au procès alvéolaire et de manière à enlever toute la partie altérée; ensuite on rugine le pourtour de l'alvéole dentaire, et l'on fait une première cautérisation à l'acide phénique, suivie d'une seconde au bout de trois jours. On prescrit en même temps un collutoire légèrement stimulant et un tonique. Une forte décoction de thé répond très bien au but.

ODONTALGIE.

Ce terme dérive de deux mots grecs, *odontos* et *algos*, qui signifient douleur de dents. L'odontalgie n'est pas une maladie, mais bien un symptôme appartenant à un grand nombre d'affections dentaires.

Ivoire sensible.

Où se trouve l'ivoire sensible ?

Réponse. — Principalement sur les surfaces broyantes dénudées des dents et dans les cavités de la carie.

Quelles en sont les causes ?

Réponse. — La mise à nu des fibrilles dentinaires, l'irritation produite par le frottement de la mastication, et la décomposition des substances étrangères dans les cavités de la carie.

Quel en est le traitement ?

Réponse. — Quand on l'observe sur les surfaces broyantes des dents, on applique de la créosote pendant une minute ou deux, puis avec un brunissoir trempé dans la créosote, on frotte vivement et fortement la surface irritée, en commençant par une pression assez légère. Si cela ne suffit pas, essayer à la place de la créosote le chlorure de zinc en cristaux, qui ne tarde pas à tomber en déliquescence. Au voisinage de la pulpe, il faut se défier de ce dernier agent, qui est encore plus dangereux dans la cavité d'une dent. Cependant, si l'on peut protéger la partie la plus profonde de la cavité, on peut l'appliquer avec sécurité à la périphérie de la dentine où se trouve la sensation la plus aiguë. Le chlorure de zinc détermine tout d'abord de la douleur, et il faut attendre que celle-ci ait disparu pour commencer à excaver. Il n'y a pas d'agent moins dangereux pour la pulpe qui puisse répondre aussi bien au but. On a recommandé l'iodoforme, le menthol, la créosote, l'acide phénique, l'aconit, mais aucun n'est complètement satisfaisant. L'arsenic ne doit jamais être employé pour cette indication.

Inflammation de la pulpe.

En donner l'*étiologie*, le *diagnostic* et le *traitement.*

Réponse. — 1° La mise à nu de la dentine détermine une irritation des fibrilles dentinaires, qui se traduit par une sensation de malaise quand on prend des boissons froides et chaudes, et pendant la mastication.

Traitement. — Si l'irritation ne date que d'un jour ou deux, l'obturation immédiate procurera du soulagement. Il ne faut jamais faire usage de l'acide phénique ni d'autre caustique, mais seulement d'un léger antiseptique.

2° Si l'irritation continue, elle s'étend par les fibrilles jusqu'à la pulpe, avant toute exposition de cette dernière. En pareil cas, la sensation de malaise se transforme en *douleur,* sous l'action des mêmes causes.

Traitement. — Éviter les caustiques ; employer l'essence de girofles, le phénol sodique, la créosote ou autre antiseptique stimulant, et obturer immédiatement avec de la gutta-percha ou toute autre bonne substance d'obturation provisoire. Au bout de quelques jours on peut faire une obturation définitive.

3º Si l'irritation a persisté assez longtemps pour que les boissons froides et chaudes, ou la mastication, déterminent une douleur *continuant* pendant 10, 15 ou 30 minutes, la pulpe est sérieusement atteinte, et le résultat final devient douteux. Dans bien des cas, il suffira d'un traitement antiseptique et sédatif, suivi d'applications astringentes et toniques, pour ramener la pulpe à son état normal ; alors, grâce à une obturation provisoire. puis permanente, ou par une permanente d'emblée avec l'addition d'une coiffe, on pourra arriver à la guérison. Dans bon nombre d'autres cas, le traitement *échouera*.

4º Quand la pulpe est positivement mise à nu et n'est plus protégée en aucun point par un revêtement d'ivoire, ou bien quand les fibrilles ont suppuré et que les canalicules de la dentine sous-jacente sont vides, cet état poreux de la dentine équivaut à la mise à découvert de la pulpe. Cet organe est alors sujet à des douleurs qui redoublent par intervalles ou reviennent par accès. Dans ces conditions, l'extirpation est ce qu'il y a de mieux.

Extirpation de la pulpe.

En quoi consiste cette opération et comment s'accomplit-elle ?

Réponse. — On entend sous ce nom la dévitalisation et *l'enlèvement complet* de tout vestige du tissu pulpaire, depuis l'ouverture de la cavité de la pulpe jusqu'à l'orifice de l'extrémité radiculaire. La dévitalisation s'exécute à l'aide de l'arsenic en cristaux pulvérisés. Cet agent causera moins de douleur, si l'on commence par réduire l'inflammation aiguë de la pulpe.

Il faut, avant tout, mettre la pulpe complètement à nu, de façon que l'arsenic puisse s'appliquer directement à la surface ; alors, on prend une boulette d'ouate dont le volume ne dépasse pas celui d'une tête d'épingle, on l'humecte de créosote pour la charger d'arsenic pulvérisé ; si la boulette de coton n'est pas plus grosse que nous l'indiquons, elle ne prendra pas une trop grande quantité de caustique. Ainsi chargée, on la porte avec soin sur la surface dénudée et on la presse doucement sur la pulpe, puis tandis que la cavité est sèche, on l'obture avec du coton et de la gomme laque, de manière à bien retenir l'arsenic dans la cavité. Tout autre genre d'obturation provisoire répondrait au but. Le caustique peut rester en place de 24 à 48 heures ou même une semaine, si l'on a affaire à un cas où la douleur causée par l'excavation n'a pas permis de mettre la pulpe complètement à découvert. Quand on enlève le plombage, et avant que la cavité soit remplie de salive, il faut appliquer du *fer dialysé* pour neutraliser l'arsenic et l'empêcher d'agir sur les tissus environnants.

L'enlèvement du tissu pulpaire mortifié s'exécute à l'aide de moyens mécaniques et chimiques. Il est préférable d'attendre un jour ou deux, et jusqu'à ce que ce tissu soit complètement privé de sa portion aqueuse, et que ses attaches fibrillaires à la dentine aient été détruites par une désorganisation partielle. Quand les racines sont arrondies et droites, on peut retirer ce tissu en bloc, mais c'est impossible quand il s'agit des racines aplaties des dents molaires. La seule méthode *sûre*, dans ce dernier cas, est la décomposition. Pour les molaires inférieures, on peut recourir à la *lacto-pepsine* qui digèrera les fragments du tissu pulpaire restant dans les racines, ou bien encore au carbonate de soude bien appliqué. En dépit de tous les soins, on peut dire que le seul moyen *certain* d'enlever le tissu mortifié de toutes les racines des dents molaires consiste dans le processus naturel de décomposition, et que l'on ne peut être assuré de l'*occlusion parfaite* de l'orifice radiculaire que quand la nature l'a fermé par un dépôt de cément.

Congestion de la pulpe.

Quel en est le traitement ?

Réponse. — Si le sujet a éprouvé la douleur pulsative caractéristique de la congestion, il faut extirper la pulpe immédiatement. Car, même après un répit de cette souffrance, il est presque fatal de trouver la pulpe mortifiée ou réclamant la dévitalisation au bout de six à dix-huit mois, malgré les meilleurs soins, l'application la plus parfaite d'une coiffe, etc. Il importe de ne pas oublier qu'il n'y a pas dans le corps d'organe offrant une résistance aussi faible que la pulpe dentaire, dont les *tendances vitales* conduisent même à l'oblitération.

Douleur consécutive à l'obturation

Étiologie. — 1° Les fibrilles nerveuses pouvaient se trouver, au moment de l'obturation, dans un tel état d'irritation, qu'elles ont déterminé l'inflammation de la pulpe.

2° La cavité de la carie a pu s'étendre si près de la pulpe qu'une obturation métallique, en conduisant les changements thermiques, aurait déterminé une inflammation pulpaire.

3° La cavité peut ne donner lieu à aucune sensation une fois obturée, et présenter des parois paraissant solides, bien que la pulpe se trouvât en état de suppuration.

4° Si la pulpe dentaire s'était mortifiée spontanément, elle pouvait être libre de douleur tant que la cavité restait ouverte ; mais, une fois l'obturation faite, l'état morbide de la membrane alvéolo-dentaire est devenue manifeste.

5° Si la pulpe a été dévitalisée par des moyens artificiels, il est plus que probable qu'il est resté dans les canaux radiculaires des fragments de tissu mortifié, qui se sont décomposés au bout de 6 mois, un an.

MAL DE DENTS A SON PAROXYSME

Causes. — Une pulpe en voie de mortification, confinée dans une cavité close ; une pulpe suppurante, demi-morte, demi-vivante. Une brusque décomposition avec expansion violente de gaz dans la cavité close de la pulpe dentaire détermine une pression énergique sur la partie vivante de la pulpe. On a cité des cas où cette pression a été assez forte pour faire éclater la dent avec un bruit explosif.

Traitement. — En pareils cas, il faut se hâter de faire une ouverture dans la cavité pulpaire pour offrir une issue aux éléments confinés, en voie de décomposition.

DOULEUR CAUSÉE PAR LE SONDAGE DES RACINES DENTAIRES APRÈS LA DÉVITALISATION DE LA PULPE

Quelle en est la cause ?

Réponse. — C'est le refoulement de la pulpe mortifiée contre le tissu vivant et enflammé qui avoisine l'orifice terminal de la racine.

DOULEUR AU VOISINAGE DES COLLETS DENTAIRES

Cause. — Une inflammation du cément, résultant des acides irritants que produit la décomposition des débris alimentaires ou des matières saburrales qui se déposent souvent sur la gencive dans l'état fébrile.

Traitement. — Après un nettoyage parfait, il faut faire des applications de phénol sodique, d'acide phénique dilué et de soude combinés et, si la dent reste très sensible, on emploiera le chlorure de zinc (0 gr. 50 pour 30 grammes d'eau).

NÉVRALGIE *vraie* ET *fausse*

Qu'entend-on par *névralgie vraie* ?

Réponse. — C'est un état pathologique du tissu nerveux.

Etiologie. — Débilité générale, influences malariennes, soucis et anxiété d'esprit, surmenage soit intellectuel, soit physique.

(Il faut renvoyer de semblables sujets à leurs médecins.)

Qu'entend-on par *névralgie fausse* ?

Réponse. — On désigne sous ce nom les douleurs *réflexes* et *sympathiques*.

Donner la définition de chacune d'elles.

Réponse. — Douleur *réflexe*, celle qui naît dans un point mais donne lieu à une sensation qui remonte à un centre nerveux d'où elle se réfléchit suivant le trajet d'autres nerfs partant du même ganglion.

Douleur *sympathique*, celle qui est ressentie dans un organe *éloigné* de la cause locale, mais ayant, par l'intermédiaire du nerf *grand sympathique*, des relations nerveuses plus ou moins intimes avec l'organe en question.

Qu'entend-on par *névralgie faciale* ?

Réponse. — La névralgie affectant la 5ᵉ paire crânienne et qui peut être *vraie* et *fausse*.

Quelle en est la symptomatologie ?

Réponse. — Douleur tantôt sourde, continue, tantôt lancinante, comparable à des raies de feu, des coups d'aiguille, des décharges électriques ; s'exaspérant ordinairement par la pression, siégeant surtout dans les points où les branches nerveuses sortent des os, et à marche exacerbante ou intermittente. Ces caractères appartiennent plus spécialement à la névralgie vraie.

Qu'entend-on par *douleur bicuspide* ?

Réponse. — C'est une douleur ressentie dans les dents bicuspides inférieures, et dépendant d'autres dents éloignées, soit de la mâchoire supérieure, soit de l'inférieure. C'est donc une névralgie de la seconde classe.

Quelle en est l'étiologie?

Réponse. — Chaque fois que le nerf dentaire inférieur sert de conducteur pour une douleur réflexe provenant de n'importe quelle dent du haut ou du bas, ou de l'un quelconque des nombreux filaments du nerf mentonnier qui se distribuent au menton et à la lèvre inférieure, le revêtement vasculaire du canal dentaire se tuméfie par suite de l'excitation, de telle sorte qu'au trou mentonnier, situé près de l'extrémité des racines des dents bicuspides, le nerf se trouve comprimé, et il en résulte une douleur au point même de la sortie du nerf, douleur qui est rapportée aux dents *bicuspides*, bien que celles-ci puissent être tout à fait normales.

Quel est le traitement de la névralgie faciale ?

Réponse. — En l'absence de cause locale, il faut un traitement général que le médecin ordinaire doit prescrire. Si l'on trouve une cause locale dans les organes dentaires, que la névralgie soit *vraie* ou *fausse*, il faut d'abord s'adresser à la cause, puis employer la chaleur et des anesthésiques locaux irritants (parties égales d'*alcool*, de *chloroforme* et de *teinture d'aconit* ; ou parties égales de *teinture de capsicum* et de *vin d'opium*) dont on humecte un tampon d'ouate que l'on passe légèrement sur la face en suivant le trajet de la douleur. Ces préparations appliquées en compresse sur la face peuvent produire la vésication, surtout la première.

DÉPOTS CALCAIRES

Quelles sont les deux variétés de dépôts calcaires que l'on trouve sur les dents, et où siègent-elles ?

Réponse. — Ce sont les calculs *salivaires* et ceux qui renferment des éléments du sang. Les premiers se trouvent sur les couronnes ou sur n'importe quel point de la surface exposée des dents ; les autres sur les racines recouvertes par les gencives et autres tissus.

Donner les caractères physiques de ces deux sortes de dépôts ?

Réponse. — Le *calcul salivaire* varie, dans sa coloration, du blanc crémeux au jaune foncé, suivant l'âge et les habitudes du sujet. Le thé, le café et le tabac foncent la couleur et peuvent la rendre noire. Quand le dépôt commence à se former, il est assez mou pour être enlevé avec la brosse à dents. Mais, avec le temps, quelquefois même en quelques heures, il durcit en une sorte de ciment et adhère solidement aux dents. La forme qu'il prend dépend de l'action de la langue et de la mastication. Il est friable et se fragmente aisément quand on le détache avec les instruments.

Le calcul *renfermant des éléments du* sang est de couleur foncée variant du brun rougeâtre au noir. Il se présente sous forme de grains cristallins irréguliers, parsemés le long de la racine, ou réunis en un corps volumineux, de forme irrégulière vers la pointe radiculaire ou autour du collet, juste au-dessous, du bord libre de la gencive. Il est beaucoup plus dur que le calcul salivaire, et son adhésion est plus considérable.

Quelle est la composition de chacune de ces variétés ?

Réponse. — Le *calcul salivaire* se compose à la fois de matière minérale et de substance organique, 75 0/0 environ de la première et 25 0/0 de la seconde. Les éléments minéraux sont le carbonate et le phosphate de chaux, le chlorure et le carbonate de soude; la matière organique consiste en parcelles alimentaires, écailles épithéliales, cellules muqueuses mortes et mucine, et, chez les fumeurs, il s'y joint un mélange de charbon.

Quant à l'autre variété, elle se compose principalement de sels calcaires colorés par l'hématine du sang, qui augmente sa tendance à prendre la forme cristalline.

Quelle est la source de ces deux sortes de calculs ?

Réponse. — Le calcul salivaire, comme son nom l'indique, est un dépôt de la salive ; quant à l'autre, il dérive du plasma sanguin.

Donner l'étiologie du dépôt.

Réponse. — La salive est le produit mélangé de toutes les glandes salivaires et des follicules muqueux, il est alcalin ou neutre à l'état normal. Par l'action de l'air, il peut s'altérer et devenir soit fortement acide, soit fortement alcalin, et tenant des sels de chaux en dissolution. Par suite de la formation d'acides dans la bouche, une décomposition a lieu, et les sels calcaires de la salive se déposent sur les dents. L'acide carbonique de l'atmosphère devient aussi un élément de décomposition en vertu de sa forte affinité pour la chaux ; il s'empare de celle que renferme la salive, et le *carbonate de* chaux qui en résulte se précipite de la même manière que le fait celui contenu dans l'eau *dure* et qui se dépose sur les parois des vases. Les phosphates se comportent d'une façon analogue.

Quant à la seconde variété de calcul, nous avons vu qu'il dérive du plasma sanguin, aussi ne peut-il apparaître que pendant la *phase suppurative* de l'inflammation. Le plasma sanguin, constituant la partie liquide du sang, tient en dissolution tous les minéraux qui entrent dans la composition des tissus durs. Quand, dans sa marche, l'inflammation arrive à la période de suppuration et que le plasma transsude, celui-ci dégénère par suite des décompositions et des recompositions qui ont lieu dans la formation du pus, et alors les sels calcaires tenus en dissolution dans la partie liquide du sang sont mis en liberté et se déposent sur toutes les substances dures qui se trouvent dans l'aire de la suppuration.

Quand on rencontre un dépôt environnant les racines des dents, au-dessous du bord libre de la gencive, il résulte d'une ulcération gingivale. Quand il existe dans les alvéoles, au voisinage de l'extrémité radiculaire, il est produit par la péripyémie ou une ulcération profonde, et *non* par l'abcès alvéolaire, le dépôt calcaire siégeant sur les faces les plus largement baignées par le pus, à son état primitif, c'est-à-dire au point où l'inflammation a le plus d'activité.

Les deux variétés de calculs ont-elles les mêmes rapports de causalité au point de vue pathologique ?

Réponse. — Non. Le calcul salivaire peut être une *cause* d'ulcération, tandis que l'autre est un *résultat* de l'ulcération. En tout cas, le processus suppuratif doit *précéder* la formation de ce dernier dépôt.

Quelles sont les conditions des liquides buccaux qui favorisent le dépôt rapide des calculs salivaires ?

Réponse. — Une alcalinité sursaturée.

Est-il possible qu'il résulte un avantage de l'accumulation du tartre sur les dents ?

Réponse. — Oui. Il peut arriver qu'une couche calcaire protège contre la carie la partie de la dent qui en est recouverte. Mais, le tartre se dépose d'ordinaire sur la partie la moins exposée à la carie. Toutefois, en supposant qu'une incrustation calcaire puisse entièrement prévenir la carie dentaire, le dépôt entraîne des conséquences bien *plus graves* que la carie, en déterminant une altération de la gencive et de la membrane péridentaire, ainsi qu'une destruction du procès alvéolaire, affections beaucoup plus difficiles à traiter que la carie dentaire.

Les dépôts calcaires qui se font sur les couronnes des dents peuvent-ils être enlevés par des causes naturelles?

Réponse. — Oui, par la décomposition des éléments organiques et le changement de réaction des liquides buccaux devenant acide au lieu d'être alcaline.

TABLE ALPHABÉTIQUE DES MATIÈRES

IMPRIMERIE PAUL BOUSREZ, TOURS

MEUBLE DENTAIRE (N° 11)

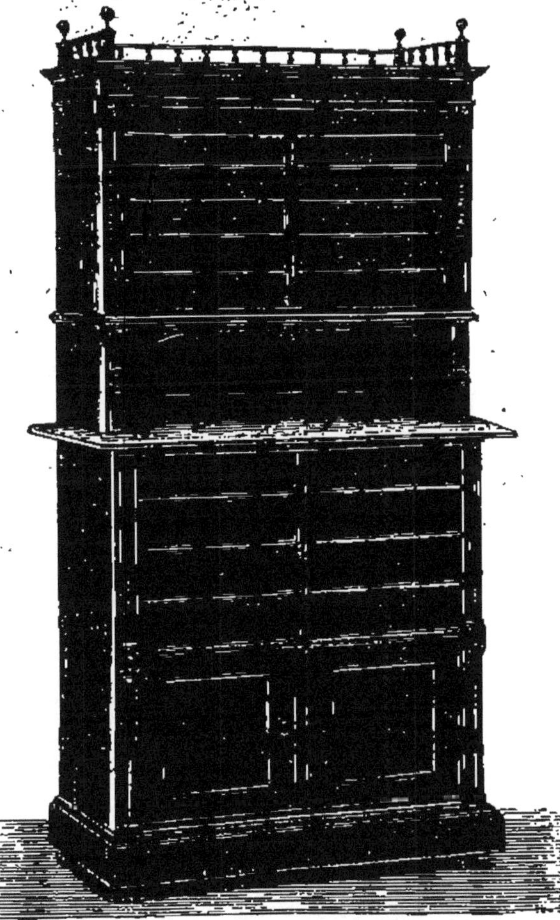

Hauteur, 1m68; largeur, 0m84; profondeur, 0m42.

La partie supérieure de ce meuble contient 12 tiroirs d'environ 0m26 de long, 0m29 de large, sur une profondeur de 0m04 à 0m05. Un espace de 0m67 de large, 0m30 de profondeur et 0m19 de hauteur est laissé pour tenir toutes les préparations nécessaires dans le cabinet. Une tablette de marbre divise les deux parties du meuble.

La partie inférieure contient huit grands tiroirs de 0m30 de long, 0m30 de large et profonds de 0m07, et une armoire mesurant 0m35 de hauteur, sur 0m73 de largeur et 0m30 de profondeur, se fermant à clef.

Prix en noyer . . . . Fig. 11. 300 fr.

Meuble dentaire semblable en forme et en style, mais n'ayant que 8 tiroirs dans la partie supérieure. Celui-ci a néanmoins un miroir remplissant le fond de l'espace libre, et un volet tournant par-dessus les tiroirs et retombant sur le marbre.

Ce meuble est connu sous la fig. 11a.

Prix . . . . 325 fr.

PRÉCIS   a

MEUBLE DENTAIRE (N° 10 a)

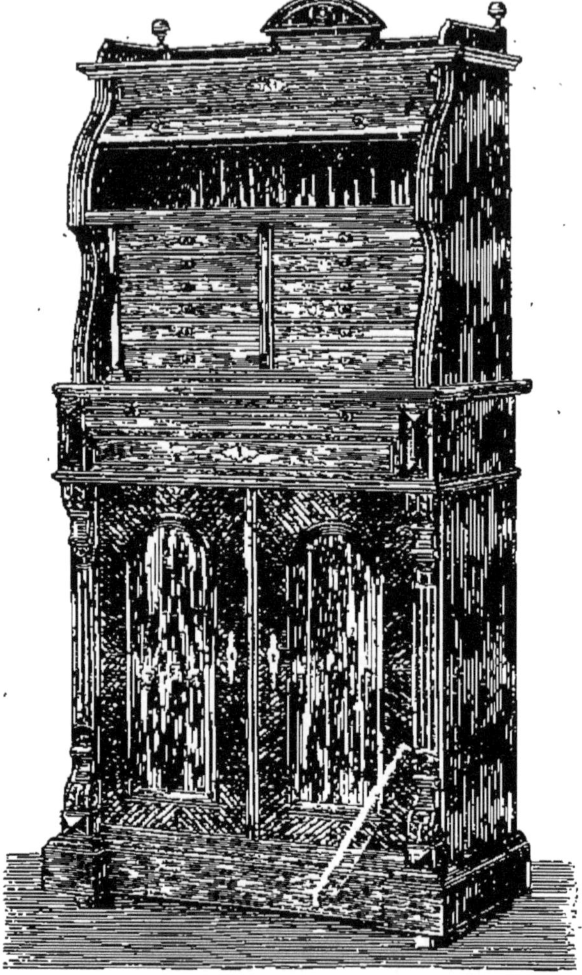

Hauteur, 1ᵐ75 ; largeur, 0ᵐ80 ; profondeur, 0ᵐ125.

Ce meuble possède, dans sa construction, certaines particularités qui le recommandent au point de vue de la solidité, de l'unité pratique et du bon marché.

La partie vide qui surmonte la tablette de marbre a 65 centimètres de long sur 30 de profondeur, est munie d'un tiroir qui garnit son fond entièrement, et peut être fermée par un volet articulé à coulisses. Au-dessous de cette tablette, se trouve un jeu de 10 petits tiroirs et un grand, variant de 34 à 43 millimètres de hauteur.

Le corps inférieur du meuble est également surmonté d'un marbre, et on trouve immédiatement au-dessous une tablette de bois, mobile, que l'on peut tirer à volonté pour écrire, plus un grand tiroir de 60×30×7 c. environ, fermant avec serrure et clef. L'armoire en dessous a une tablette et est également munie d'une serrure avec clef.   Fr.   C.

Prix, en bois bien sec, plaqué noyer . . . . . . 325 »
Emballage non compris.

FAUTEUIL N° XXVIII

NOUVEAU MODÈLE A PÉDALES

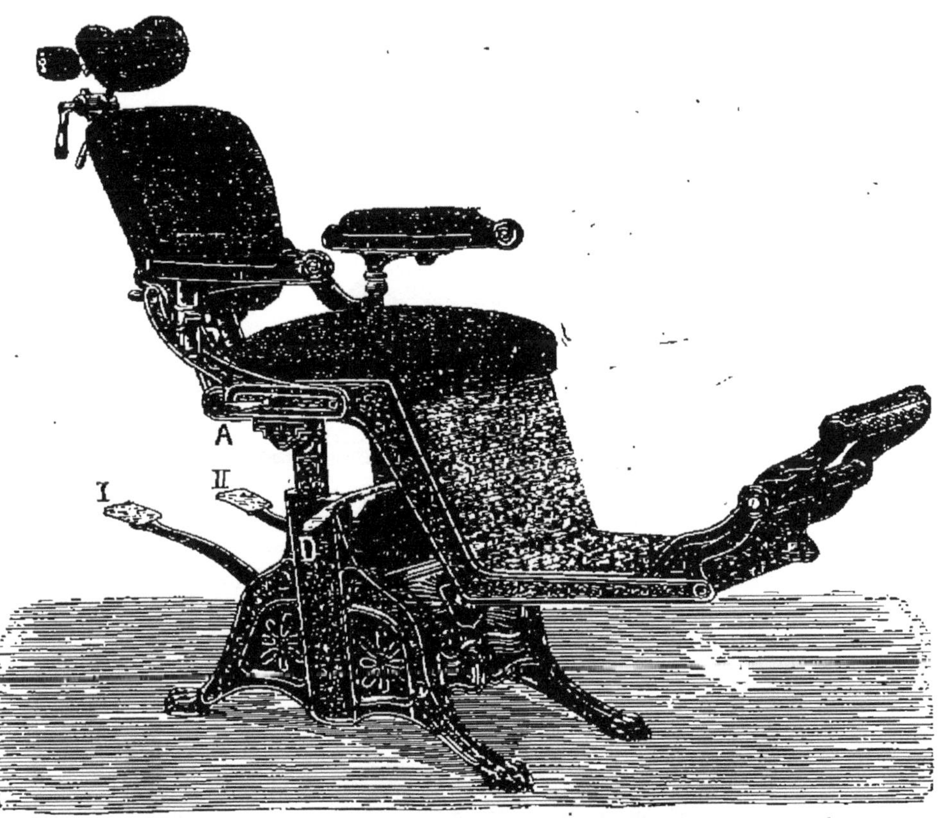

La simplicité du mécanisme de ce fauteuil est telle que nul n'a été fabriqué jusqu'à ce jour, présentant la même solidité et la même durabilité. En pressant sur la plus longue des deux pédales (n° 1) le fauteuil monte à la hauteur voulue et descend en pressant la pédale II. — Le pied du fauteuil est disposé de manière à ne gêner l'opérateur d'aucune façon. Ainsi que l'indiquent les figures, ce fauteuil se place dans toutes les positions voulues. La pédale D, sert à basculer le fauteuil. — Ainsi que l'indique A, on peut basculer le dossier seulement à volonté.

On peut y adapter facilement un petit siège à l'usage des enfants.

Prix, recouvert grenat ou vert . . . . . 615 »
— avec porte-crachoir et porte-verre, } 650 »
crachoir nickelé et verre. . . . . }

Livré en Europe franco de port et de douane, emballage non compris.

FAUTEUIL N° XXVIII

NOUVEAU MODÈLE SANS MANIVELLE

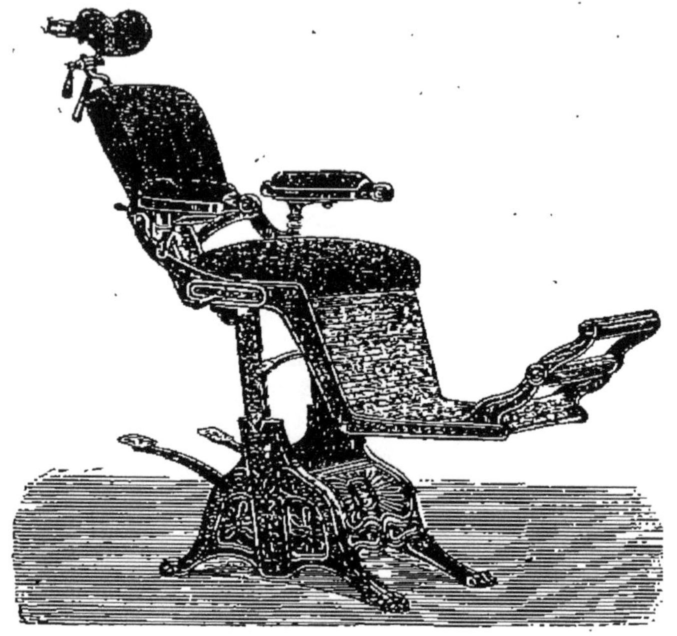

Fig. 1.

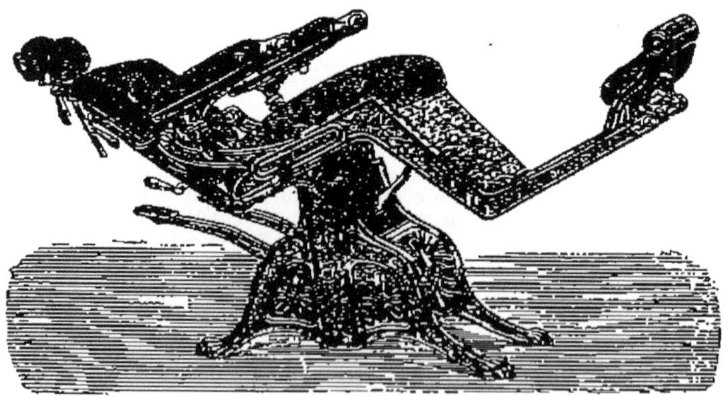

Fig. 2.

Prix. . . . . 615 »

FAUTEUIL N° XXVIII
MODÈLE ENTIÈREMENT NOUVEAU

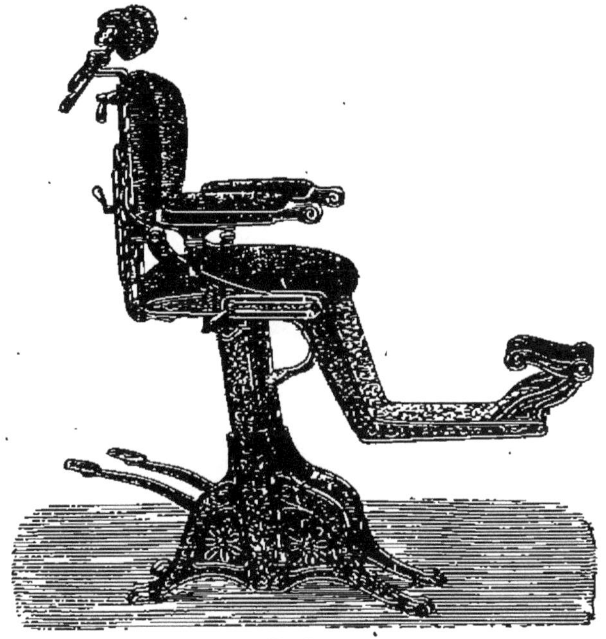

Fig. 3.

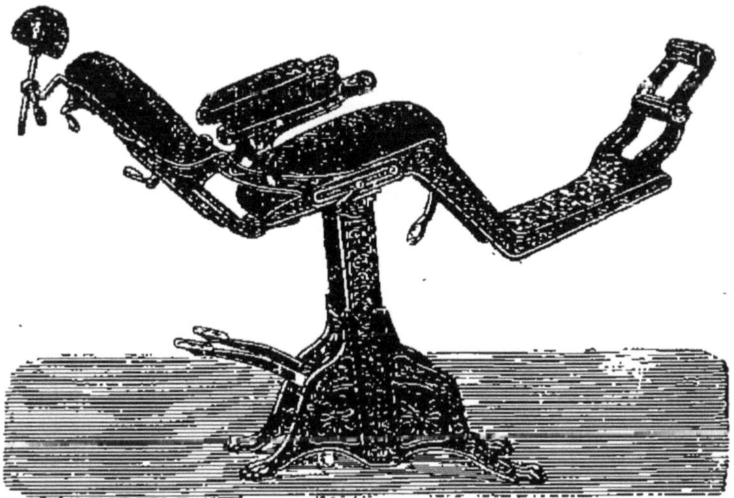

Fig. 4.

Prix . . . . 615 »

FAUTEUIL DE C. ASH & FILS

Nᵒ XXV

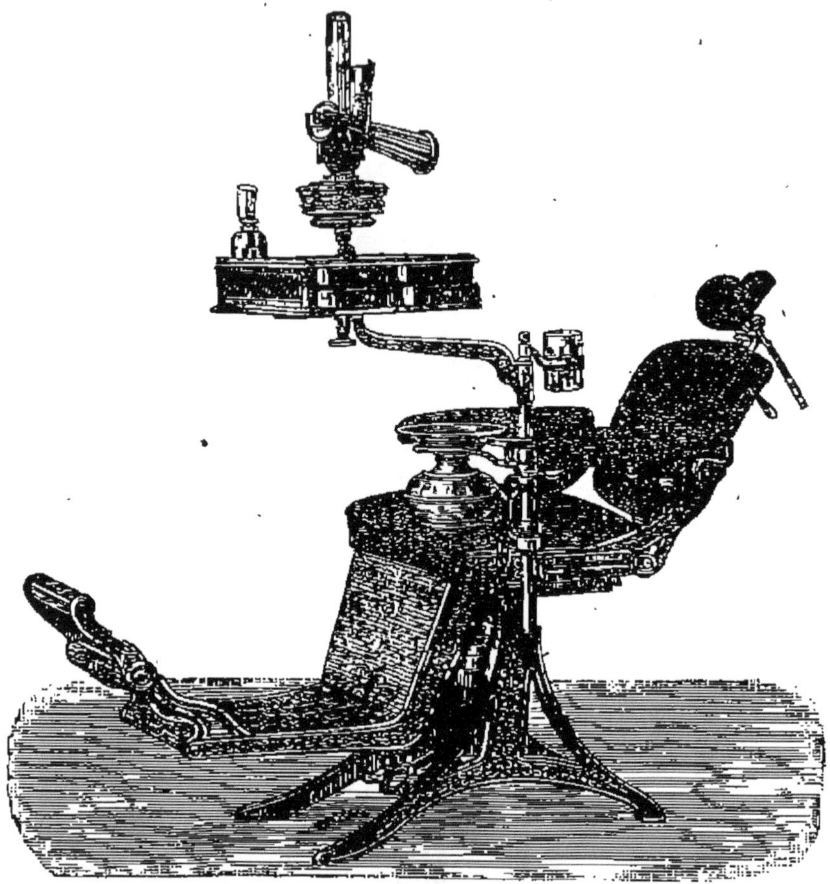

Ce fauteuil possède des avantages tellement pratiques, qu'il se recommande à tous. Le siège monte et descend à l'aide d'une manivelle; un fort ressort placé sous le siège en facilite le mouvement

	Fr.	C.
Prix, recouvert grenat ou vert	425	»
— avec crachoir et porte-crachoir	490	»
— avec tablette de Allan complète . . .	550	»
— — — et réflecteur . . .	600	»

Emballage non compris.

Livré en Europe franco de port et de douane.

FAUTEUIL DE C. ASH & FILS

N° XXIII

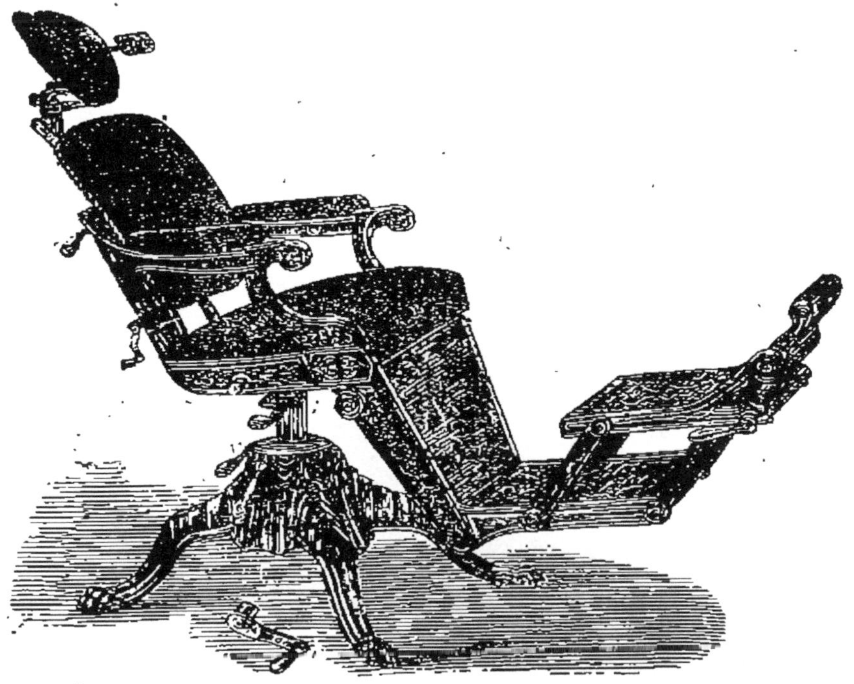

Ce fauteuil, dont les mouvements sont combinés de plusieurs systèmes, contient tous les mouvements. Il monte et descend à l'aide d'une manivelle; le dossier est mobile et la têtière peut être fixée dans n'importe quelle position.

	Fr.	C.
Prix.	590	»

Emballage non compris.

Sauf avis contraire, nous livrons ce fauteuil avec la têtière du fauteuil n° XXVI, qui est d'une forme plus récente.

Livré en Europe franco de port et de douane.

FAUTEUIL Nº XXVII
MODÈLE DE C. ASH ET FILS

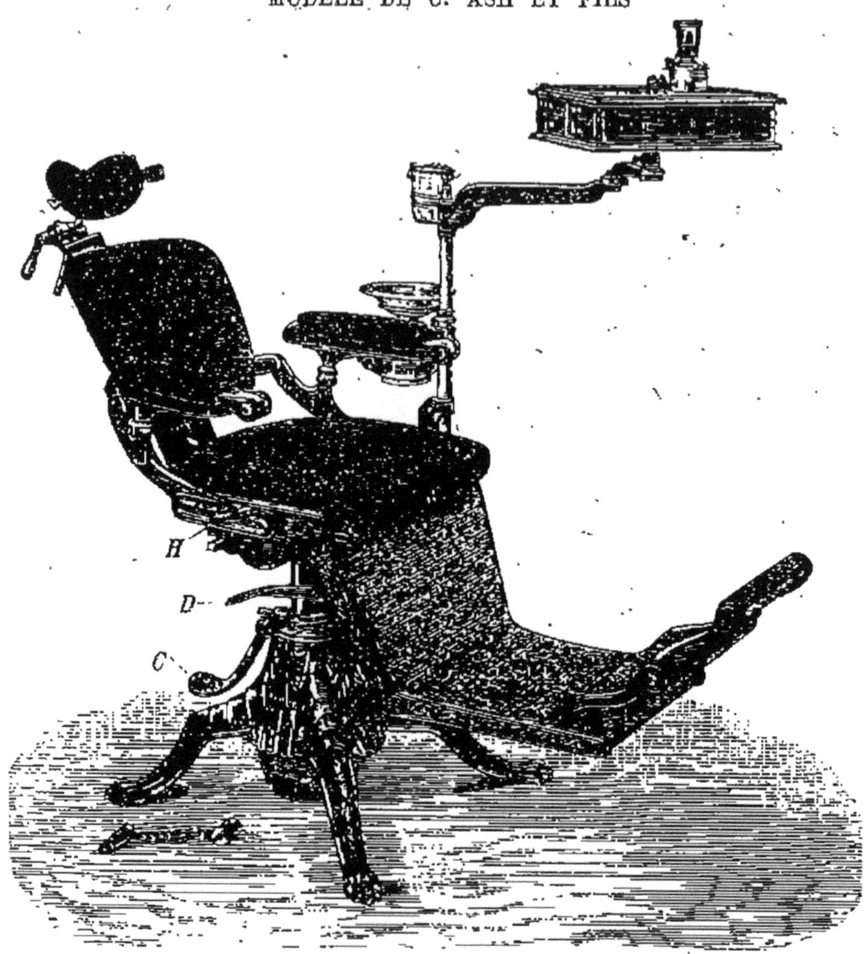

Le fauteuil en garniture rouge ou verte. . . . . 535 »
    Avec support pour crachoir et verre y compris crachoir
    nickelé . . . . en plus 35 »
    Avec support complet, tablette d'Allan, lampe verre,
    crachoir, etc. Voir catalogue, pages 53 et 61. en plus. 150 »
    Avec tablette simple . . . . » 115 »
    Avec tablette de Holmes. . . . . » 199 »
    Siège canné pour enfant. . . . . » 25 »

Le levier C permet de faire pivoter tout le fauteuil sur lui-même.

La pédale D laisse le fauteuil se renverser en arrière dans cinq positions différentes.

Le levier H est pour le mouvement en avant et en arrière du dossier seulement, y compris les bras.

Emballage non compris. Livré en Europe franco de port et de douane.

OR NOUVEAU EN FEUILLES

COHÉSIF ET NON COHÉSIF

DE C. ASH ET FILS

PRÉPARÉ PAR UN SYSTÈME PERFECTIONNÉ

Prix, l'once : 160 francs
Par cahier 1/8 d'once : 21 francs.

PRÉPARÉ PAR C. ASH ET FILS

Au grand choix de différentes préparations d'or que la maison C. ASH et FILS fabriquait déjà, vient s'ajouter, après des essais considérables, une nouvelle qualité d'**Or** en feuilles, **mou** et **non cohésif**, qui permet d'obtenir facilement une obturation parfaitement compacte, en évitant l'inconvénient de l'or adhésif, bien plus dur et toujours difficile à condenser.

Un autre avantage de cet or **non cohésif**, c'est qu'on peut, en le chauffant légèrement à la lampe à alcool, le rendre cohésif, s'il en est besoin, et avoir ainsi à sa disposition un **or cohésif** ou **non cohésif** à volonté.

D'après l'approbation générale des meilleurs aurificateurs, cet or est aussi bon que n'importe quel autre, soit anglais, soit américain.

Or en cylindres. Cylindres A (ordinaires). Nos 1, 2, 3, 4. } L'once, 160 »
      —   Cylindres B (plus serrés).   —   }
Or en blocs. Adhésifs ou non adhésifs. Nos 1, 2, 3, 4. } La boîte, 21 »

Les numéros représentent les dimensions, le numéro 4 étant la plus grande. Chaque numéro se livre en boîte contenant 1/8 d'once.

Or de Wolrab en cylindres ou en feuilles. La boîte ou le cahier, 21 »

Or américain

Or de Abbey en feuilles . . . . . L'once, 175 fr.   Le cahier, 22 »
Or de White   —   . . . . . L'once, 160 fr.
Or de Kearsing — . . . . . .   —   } Le cahier, 21 »
Or de Nickolds — . . . . .   —
Or de Pack's, en cylindres et blocs   L'once, 160 fr.
Or de Williams,   —   et en feuil.   L'once, 165 fr.   Le cahier, 22 »
Or de Watts, en éponge . . . . . L'once, 175 fr.   La boîte, 22 »

Or plastique

Or cristallisé adhésif de Nedden . . . . La boîte, 22 »

CIMENT EXCELSIOR

DE C. ASH ET FILS

Cette nouvelle préparation réunit les avantages présentés par tous les Ciments blancs actuellement vendus pour obturations dentaires, et les surpasse tous en dureté et en densité. Son poids spécifique est plus élevé que celui de tout autre Ciment.

Il résiste d'une façon permanente aux acides de la bouche, né présente ni expansion, ni contraction en séchant, et s'attache aux parois des cavités au point d'empêcher toute pénétration d'humidité et l'extension de la carie.

Le Ciment « Excelsior » est composé seulement de substances non irritantes dont le contact avec la dentine sensible ne peut exercer qu'une action calmante.

La partie liquide n'a pas besoin d'être chauffée, et la poudre, très fine, donne facilement un produit très plastique qui ne se délite pas, tout en permettant le délai suffisant pour l'appliquer, et qui devient très dure au bout de quelques minutes.

Le Ciment « Excelsior » se livre en une seule nuance, en paquet de 35 à 40 grammes d'une poudre blanc-jaunâtre, avec le liquide nécessaire et deux tubes de matière colorante pour nuancer à volonté.

Mode d'emploi.

Verser quelques gouttes de liquide sur un verre dépoli et y ajouter autant de poudre qu'il sera nécessaire pour obtenir une pâte plastique que l'on insère dans la cavité. Il est essentiel que cette cavité ait été bien séchée d'avance. Il faut aussi conserver bien bouchés le liquide et la poudre, l'un et l'autre pouvant être altérés par l'humidité et l'air.

Prix. — Le paquet contenant 35-40 grammes de poudre avec le liquide ; ainsi que deux tubes de matière colorante pour obtenir diverses nuances de ce plombage. 7 50

NOUVEAU PHOSPHATE CEMENT

Sous cette dénomination, la **Maison C. ASH et FILS** vient de mettre en vente un nouveau plombage blanc, se livrant en cinq nuances.

A, jaune clair ; B, gris pâle ; C, jaune-gris clair ; D, jaune-gris foncé ; E, verdâtre. Le liquide ne se cristallisant jamais, on pourra s'en servir jusqu'à la dernière goutte.

D'après l'approbation de praticiens compétents, ce nouveau plombage, non irritant, est très facile à employer et devient excessivement dur, quoique donnant le temps nécessaire avant d'arriver à ce degré. Les nuances sont parfaitement faites pour assortir à toutes dents ; on peut aussi les mélanger au besoin.

Pour l'employer, on lui donne la consistance d'un mastic en malaxant avec une spatule rigide, de manière que, quand on l'enlève, il ne colle pas aux doigts ; il faut alors bien le pétrir et l'appliquer à la dent ; il faut avoir bien soin de boucher le liquide et la poudre.

PRIX :

La poudre avec un flacon de liquide. . . .	le paquet.	7 fr.	50
— seulement.	le flacon.	4 fr.	50
Le liquide —	—	3 fr.	75
Boîte contenant 4 poudres de différentes nuances et 1 liquide	le paquet.	10 fr.	»

PLOMBAGE BLANC (ROCK CEMENT)

Cette nouvelle préparation est maintenant considérée de qualité égale, sinon supérieure, à celle des meilleurs produits de ce genre.

Pour l'employer, on lui donne la consistance d'un mastic, et elle devient dure en deux minutes. Au bout de six à huit minutes, on peut, au moyen d'un brunissoir d'agate, lui donner un poli d'autant plus brillant que le grain est très fin.

Ce ciment se livre en cinq nuances par flacons renfermant, au choix : les nuances A, blanc ; B, jaune clair ; C, jaune foncé ; B, bleu-gris pâle : E, gris foncé.

PRIX :

La poudre avec un flacon de liquide. . . .	le paquet.	7 fr.	50
— seulement	le flacon.	4 fr.	50
Le liquide — . . , ...	—	3 fr.	75
Par boîtes contenant 3 nuances et 1 flacon de liquide.	le paquet.	10 fr.	»

PLOMBAGES A L'AMALGAME

LIMAILLES MÉTALLIQUES

PREMIÈRE ET SECONDE QUALITÉ

De C. ASH et Fils

Ces deux plombages métalliques ont été employés en quantité considérable depuis près de **quarante ans**, et durant cette période, les fabricants ont reçu les témoignages les plus nombreux, quant à leur excellence et à leur durée.

Aussi apportent-ils les soins les plus minutieux dans la préparation de ces produits, désireux de leur maintenir cette renommée.

La première qualité donne à l'analyse une proportion d'or beaucoup plus considérable que dans tout autre amalgame en usage.

La seconde qualité n'est égalée par aucun autre plombage métallique du même prix.

PRIX :

	Fr.	C.
Première qualité, en flacons ou paquets d'une once,		
d'un quart d'once cu de demi-once, l'once. . . .	28	»
Seconde qualité, en flacons ou paquets d'une once . .	12	»
— — d'une once, avec même quantité de mercure pur, la boîte . . .	13	25
Mercure distillé et chimiquement pur, la livre . . .	15	»
— — — en flac. de 3 onces	3	»
— — une once dans une bouteille en buis. ..	1	50
— purifié par l'électricité, en flacons de 1, 2 ou 3 onces, l'once.	2	50

PLOMBAGES BLANCS

« Agate cement », en paquet d'une demi-once	7 50
C. Ash et Fils. « Phosphate cement ».	7 50
— « Rock cement ».	7 50
Casimir. « Pâte obturatrice » .	6 »
Caulk. « Diamond Cement », poudre et liquide.	5 »
— — — deux de chaque, poudre et liquide.	10 »
— — — liquide seulement.	2 50
Friese. « Email plastique ».	12 50
Fletcher. « Dentine », pour coiffer la pulpe.	5 »
— « Ciment porcelaine ».	7 50
— — — poudre seulement.	5 »
— — — en flacons de deux onces.	12 50
— — — liquide seulement.	2 50
— « Email blanc ».	7 50
— « Matière colorante », rose, marron et bleue, le tube.	» 65
— « Vernis éthéré de copal ».	1 25
« Fosiline ».	8 50
Guillois. « Plombage blanc », pâle, moyen et foncé, n°s 1 à 4.	7 »
Metcalfe. « Email insoluble ».	10 »
Poulson. « Ciment minéral », neuf nuances.	9 50
— — — six nuances dans un paquet, avec plaque en verre et spatule.	57 »
— — — en cristaux seulement.	4 75
Robertson. « Ossilite ».	8 50
Weston. « Ciment insoluble ».	7 50
— — 4 nuances, la boîte.	11 50
— « Ciment non irritant », pour coiffer la pulpe.	5 »
Worff. « Nouveau ciment émail ».	9 50

PLOMBAGES MÉTALLIQUES DIVERS

Arrington (Amalgame nouveau d')	12 50
Caulk (Amalgame par excellence alliage).	15 »
— — white alloy	20 »
Davis (Amalgame à l'or de)	32 »
— n° 2	16 50
Dibbles white amalgam	25 »
Dougan (Amalgame nec plus ultra)	32 »
Fletcher (Amalgame au platine).	25 »
— (Amalgame dilatant de).	26 50
— (Alliage de Submarine Alloy n° 1)	12 »
— — Contour Alloy n° 3).	23 »
— — Facing Alloy n° 5).	20 »
— — Standard Alloy n° 6).	28 »
— n°s 1, 3, 5, 6, quatre flacons en un paquet	22 50
Gregory (Plombage métallique spécial, pour incisives et canines)	32 »
Herbst (Amalgame de).	32 »
Lawrence (Amalgame de)	15 »
Robertson (Amalgame Standard).	32 »
Rostaing (Ciment de).	25 »
Roger (Amalgame au cuivre de)	6 »
Simon Silex Email.	10 »
S. S. White (Amalgame Globe de).	15 »
Sullivan (Amalgame au cuivre de).	6 »
Townsend (Amalgame de)	10 »
— (Amalgame perfectionné de).	12 50

Toutes les autres variétés de plombages et d'amalgames seront fournies sur commande.

PULPINE

DE A. ROSENTHAL

La *Pulpine* est un médicament qui a pour but de capsuler la pulpe des dents, d'en diminuer l'inflammation et de favoriser la formation de dentine secondaire.

Le grand avantage qu'elle présente est de permettre d'obturer en une seule séance une dent douloureuse dont le nerf est à nu.

Mode d'emploi

Enlever toutes les parties cariées de la cavité. Mélanger sur une plaque de verre une goutte du liquide de la *Pulpine* avec la poudre, de manière à former une pâte assez molle. Appliquer cette pâte sur le nerf, au moyen d'un tampon de ouate, en ayant soin de ne pas exercer une trop grande pression et d'enlever tout ce qui pourrait s'étendre sur les bords de la cavité. Recouvrir d'oxi-phosphate ou d'oxi-chlorure et terminer l'obturation avec de l'amalgame ou de l'or.

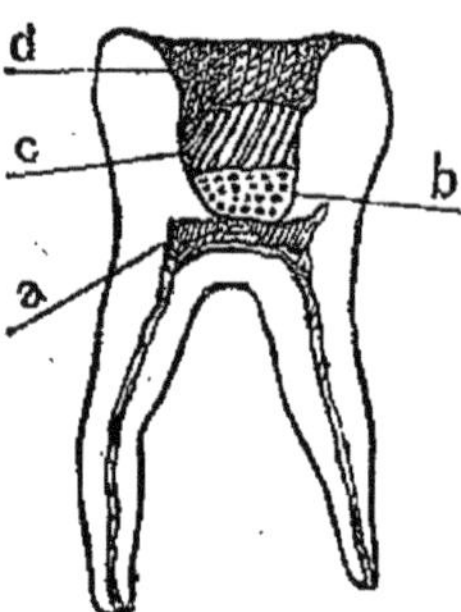

a. Pulpe dénudée.

b. Pulpine.

c. Ciment.

d. Amalgame ou or

PRIX : 10 FRANCS

N. B. — La *Pulpine* doit s'employer sans l'application préalable d'aucun escharotique, ni créosote, ni acide phénique.

Nevrodontovore

DE AUBERT
Pour cautériser le nerf dentaire sans douleur.
PRIX : 10 FRANCS

NERVINE DE HORNE
Est reconnu infaillible pour détruire le nerf dentaire.
PRIX DU FLACON : **10** FRANCS.

EXPOSITION UNIVERSELLE DE 1878
HUILE FINE ANGLAISE
Brevetée
POUR MACHINES A FRAISER, TOURS, MAILLETS AUTOMATIQUES, etc.

En général pour toutes pièces mécaniques si fines qu'elles soient.

1. Cette huile ne sèche jamais. Au bout de plusieurs mois, une pièce mécanique convenablement graissée se retrouvera dans le même état de propreté et de lubrification parfaite.

2. Jamais elle n'encrasse les machines.

3. Elle est plus limpide qu'aucune autre huile et par suite réduit le frottement à son degré le plus faible.

4. Elle adhère parfaitement aux pièces lubrifiées et n'est jamais projetée quand celles-ci sont en mouvement.

5. Elle est, en résumé, plus économique qu'aucune autre huile, puisque, n'épaississant pas, il n'y a lieu de la renouveler que lorsqu'un nettoyage est nécessité par des causes extérieures, poussière ou autres.

Prix : **0 fr. 50** le flacon.

NERVE PRÉPARATION
Par le Dr T.-J. THOMAS
Infaillible pour détruire le nerf dentaire

Mode d'emploi. — Il faut avoir soin de bien nettoyer la cavité, et, autant que possible, de saigner le nerf ; l'on applique alors une parcelle de coton, pas plus grosse que la tête d'une épingle, sur le nerf exposé.

Cette préparation, tout en allégeant le mal de dents sitôt son application, possède le grand avantage de pouvoir rester dans la cavité pendant quelques jours, sans causer la moindre incommodité ou le moindre danger au patient.

Le moment venu pour extirper le nerf, on enlève le coton et l'on procède comme d'habitude.

La préparation du Dr T.-J. Thomas possède la qualité de renforcer le nerf ; par conséquent son usage en facilite beaucoup l'extraction.

Prix : **5 fr.**

GOUTTES
CONTRE LES MAUX DE DENTS
Et mixture pour pansement.
Du Dr T.-J. THOMAS

En raison de ses qualités antiseptiques, cette préparation est supérieure à tout ce qui s'est fait dans ce genre jusqu'à ce jour ; son action est calmante et son efficacité pour guérir les maux de dents est indiscutable.

Mode d'emploi. — Il suffit de verser quelques gouttes du liquide sur un petit morceau de coton que l'on introduit, une fois imbibé, dans la cavité de la dent malade. Agiter avant de s'en servir.

Prix : **5 fr.**

Seul dépôt : C. ASH et fils, 22, rue du Quatre-Septembre, Paris.

TOPIQUE DUBRAC
Anesthésique local appliqué à l'extraction des dents.
Prix : **8 fr.**

PATES
Pour détruire les nerfs dentaires.

Pâte arsénique.	Le flacon	2 50
Azotine (de Rowney).	—	6 50
Pâte de Baldock	—	6 50

EMPLATRES AU CAPSICUM

POUR LE TRAITEMENT

DES INFLAMMATIONS DE LA MEMBRANE PÉRICEMENTALE

Mode d'emploi :

Appliquer l'emplâtre sur la gencive au point correspondant aux racines de la dent à traiter, le côté feutré en dessus, et presser un moment avec le doigt. On peut, s'il est nécessaire, couper ces emplâtres en morceaux plus petits.

Leur emploi est indiqué dans tous les cas d'inflammation péricementale et d'irritations de la pulpe, par exemple lorsqu'il existe ou sensibilité d'une racine de dent mortifiée, ou une douleur quelconque, résultant d'aurification prolongée, de séparation forcée de deux dents ou autres causes du même genre.

Pour atténuer l'effet de changements de température, à la suite de l'opération de coiffer la pulpe ; pour l'inflammation consécutive à l'aurification ou au traitement d'une dent dont la pulpe a été détruite et pour la douleur qui peut accompagner certains redressements, ainsi que l'application de couronnes ou de dents à pivot.

En somme, toutes douleurs ou inflammations dépendant des racines sont promptement soulagées par l'application immédiate d'un de ces emplâtres.

Quand on les emploie comme résolvant, toujours insister sur leur usage prolongé, quelque temps même après que la douleur a disparu.

Dans les cas avancés d'inflammation, leur emploi continu activera la suppuration et aidera à provoquer un trajet fistuleux.

Si l'application d'un emplâtre au capsicum augmentait la douleur, leur emploi serait contre-indiqué, sauf s'il s'agissait d'obtenir la suppuration.

On peut en donner quelques-uns à tous les patients qui ont quelque dent sans pulpe, sujette à leur causer des ennuis, avec les instructions nécessaires pour les appliquer au premier symptôme de sensibilité.

L'efficacité de ces emplâtres appliqués promptement, sera vite appréciée comme traitement prophylactique.

Prix . . . . la boîte. 5 »

FAUTEUIL N° XXVII

MODÈLE DE C. ASH ET FILS

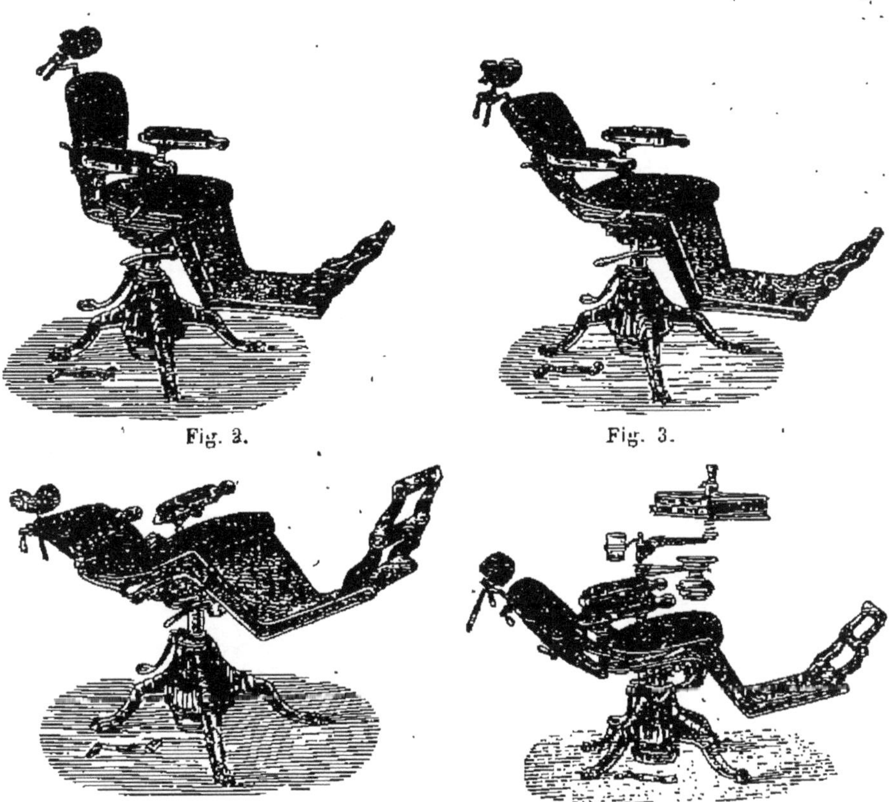

Fig. 2.

Fig. 3.

Fig. 4.

Fig. 5.

Ce fauteuil réunit les avantages de tous ceux reconnus du meilleur système, et son mécanisme est très simple ; mais la variété des mouvements qu'il possède le placent au-dessus de tous les modèles existants.

La garniture est du meilleur style et les parties polies sont nickelées.

Le mécanisme est très durable quoique permettant tous les mouvements. Les bras peuvent s'enlever et être remplacés par un siège spécial pour enfant.

L'appui-tête se manœuvre avec un levier et peut prendre toutes les positions requises.

Hauteur minimum du siège.		53 cm.
— maximum —		80 cm.
— maximum de la têtière.		140 cm.
— minimum —		113 cm.
— (position horizontale de la têtière).		55 cm.

PRÉCIS

b*

FAUTEUIL DE C. ASH & FILS

Nº XXVI

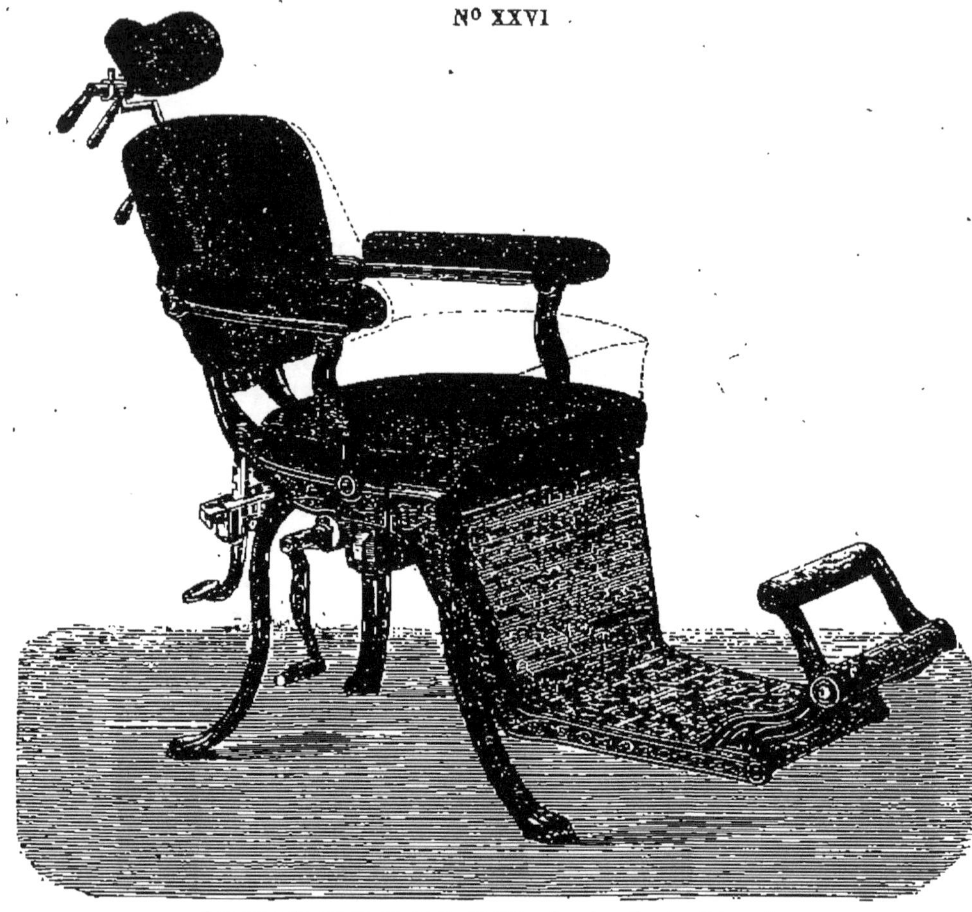

Largeur du siège, 51 cent. Position la plus élevée, 63 cent.
basse, 51 —

Ce fauteuil se recommande spécialement pour son prix, qui est plus bas que n'importe quel fauteuil en fer présenté à MM. les dentistes jusqu'à ce jour. Il est solide et bien fait, et facile à employer. Il est garni en velours vert et est joli d'apparence, le marche-pied étant tapissé et les parties voyantes nickelées.

L'appui-tête, qui est de la forme la plus commode, peut être placé dans n'importe quelle position.

Le dossier, qui a un mouvement à crémaillère, peut reculer et avancer, la partie inférieure pouvant être projetée en avant.

Le siège monte et descend ainsi que l'indiquent les points sur la gravure.

	Fr.	C.
Prix.	325	»

Emballage non compris. Livré en Europe franco de port et de douane

FAUTEUIL D'HOPITAL

MODÈLE ANGLAIS

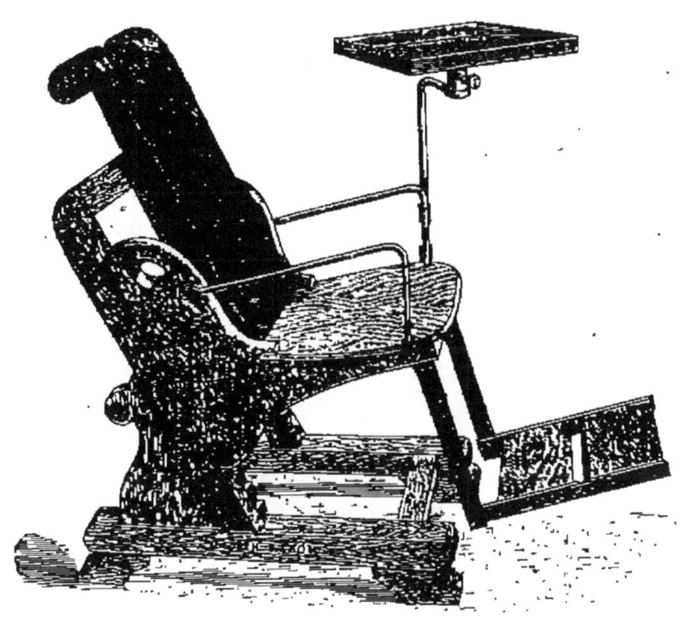

Ce fauteuil est employé à l'hôpital dentaire de Londres. Il est solidement fait en bois poli, le dossier couvert en maroquin; il est bien adapté aux usages multiples d'une institution publique.

Il a un marchepied pliant et, ainsi que l'indique la figure ci-dessus, une tablette en chêne.

Le corps du fauteuil monte et descend à volonté, et un levier placé derrière le fauteuil arrête le mouvement au cran voulu.

Le dossier fait d'une seule pièce avec la têtière peut monter et descendre et peut s'adapter à toutes les tailles des nombreuses personnes qui en font usage.

Prix du fauteuil complet. . . . . . .   265 francs.

Emballage non compris.

FAUTEUIL D'HOPITAL

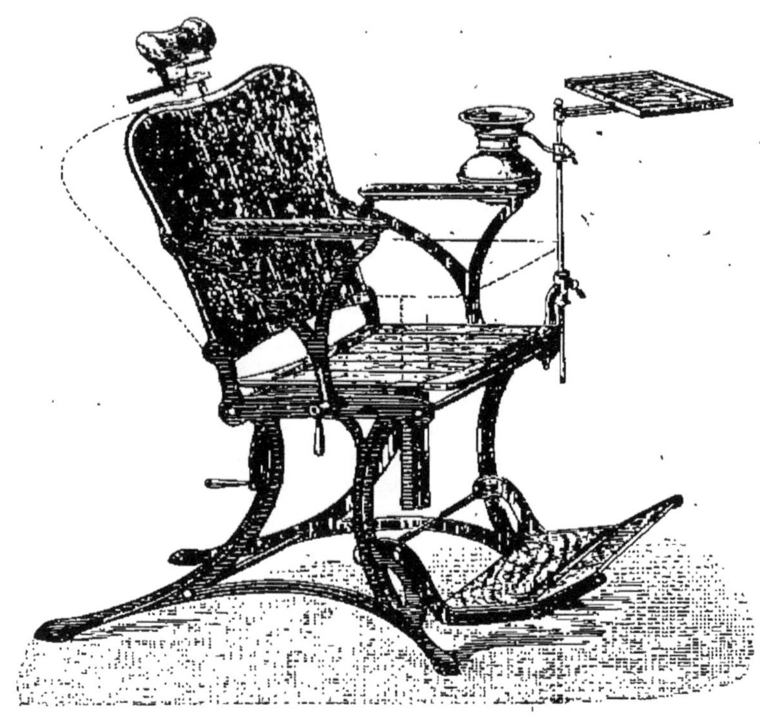

PRIX

	Fr.	C
Nouveau modèle, le siège se relevant avec mouvement à crémaillère et avec tabouret mobile	200	»
Id.　　rembourré	250	»

Emballage non compris.

CHLORATE DE POTASSE PUR

La valeur reconnue du Chlorate de Potasse comme dépuratif et son emploi fréquent pour gargarisme, sous la direction des médecins, nous ont amené, depuis quelque temps, à chercher la préparation de ce produit sous une forme concentrée qui est évidemment la plus avantageuse. La dose, d'un volume très petit, se dissout lentement dans la bouche, n'est pas déplaisante au goût et produit sur les surfaces muqueuses son action pleine et entière, sans que la forme en soit atténuée par la gomme, le sucre ou tout autre véhicule qui provoquent souvent aussi des dérangements d'estomac.

On ne peut contester l'action dissolvante du Chlorate de potasse sur les mucus du palais et de la gorge, qui, par leur décomposition facile, rendent l'haleine si désagréable. Beaucoup de médecins éminents, dans les cas de *diphtérite,* ont la plus grande confiance en ce médicament qui change promptement la nature des sécrétions et dissipe leur mauvaise odeur.

Nous savons que les dentistes sont souvent consultés pour le soulagement de cet état fâcheux de la bouche, aussi voulons-nous appeler leur attention sur l'efficacité et la commodité du remède que nous leur procurons sous la forme de *pastilles concentrées de Chlorate de potasse pure.*

Ces pastilles produisent leur effet continu et direct sur les membranes muqueuses de la bouche, du pharynx et du larynx, d'une manière plus prompte, plus franche et plus agréable que toute autre forme du même médicament.

Pour bien des personnes qui se gargarisent très difficilement, ces pastilles sont un mode de médication efficace et commode.

J. WYETH, ET Cⁱᵉ, PHILADELPHIE.

Prix : les 12 boîtes, grandes . . . . . . 22 fr.
— les 12 boîtes, petites . . . . . . 12 fr.

C. ASH ET FILS, SEULS DÉPOSITAIRES

**Londres, Paris, Berlin, Vienne, Hambourg,
Saint-Pétersbourg, Copenhague, Liverpool,
Manchester, New-York.**

NOUVEL ANESTHÉSIQUE DISTEL

POUR ANESTHÉSIE LOCALE

MODE D'EMPLOI

Avant de procéder à l'application de ce fluide, l'on doit avoir soin de sécher la gencive. Si la dent est attaquée, on doit essuyer la cavité ; puis l'on y introduira une boulette de coton imbibée dans ma préparation. Puis, avec un pinceau, on enduit la gencive quelquefois durant l'espace de 13 à 14 minutes. On peut aussi verser quelques gouttes du liquide sur un peu de coton que l'on place sur la gencive et la dent à extraire et le laisser pendant le temps indiqué ; seulement il faut bien sécher la gencive. Avant chaque opération, l'on doit un peu chauffer l'instrument. Après chaque extraction l'on doit imbiber d'huile d'olive la partie anesthésiée pour faire cesser plus vite la raideur qui pourrai suivre l'opération. *Agiter le flacon avant de s'en servir.*

Prix : 10 francs.

ATTESTATION

« Cher Collègue,

« Je suis heureux de vous informer du résultat que j'ai obtenu avec votre anesthésique. Je l'ai employé en quinze opérations, sur lesquelles dix m'ont donné un résultat parfait, la douleur ayant été complètement annulée. Dans les cinq autres cas, les clients ne se sont plaints que d'une très légère douleur. Je recommande donc votre anesthésique comme une bonne invention et vous fais mes sincères félicitations.

« J'ai l'honneur, etc.

« *Signé* : Dr Charles-Louis Eisenreich,

« Médecin dentiste, à Munchen. »

FLUIDE CALORIFIQUE

POUR

ANNULER LA SENSATION DE DOULEUR

PENDANT L'EXTRACTION DES DENTS

Préparé suivant la formule de M. Snape

MODE D'EMPLOI

Humecter avec cette préparation une petite quantité de coton de la dimension d'une amande, et l'introduire entre la joue et la gencive sur la dent à extraire. On l'y maintient de dix à vingt-cinq secondes, le temps de développer une certaine chaleur, et on a soin d'échauffer les becs de l'instrument à la flamme de l'esprit-de-vin ou à l'eau chaude. On procède alors à l'extraction qui se fait sans aucune douleur, si l'opérateur a quelque habitude dans l'emploi de ce fluide. On se rend du reste très facilement compte des difficultés qui peuvent se présenter : la principale est que, suivant les différents sujets, il faudra un temps très variable, et que même exceptionnellement, il sera utile de renouveler l'application ; mais toujours on pourra se baser sur le degré de chaleur éprouvé, et ce n'est que sur la déclaration du patient, quand il ressent une température assez considérable, qu'il faudra procéder à l'opération.

Prix : 9 fr. 50

HYDROCHLORATE DE COCAINE

En petits tubes contenant 0 gr. 05 cent. 0 35

M. E.-J. Ladmore, parlant de la cocaïne, s'exprime ainsi : Après une expérience de quinze mois, j'ai reconnu que 0,25 (deux centigrammes et demi) de cocaïne, sont la quantité suffisante maximum pour une opération ; je crois qu'elle ne devrait jamais être surpassée à moins d'un cas tout à fait exceptionnel. Si cette quantité ne donnait aucun résultat, il serait préférable d'attendre une trentaine de minutes avant de recommencer l'opération.

Je sais très bien que, parfois, dix et même quinze centigrammes dans une seule opération n'ont produit aucun effet désagréable.

C'est une chance, car de pareilles doses peuvent amener des résultats fâcheux.

LA COCAINE en CHIRURGIE DENTAIRE
PAR A. PRÉTERRE

Paris 1887 . . . . 1 »

DE L'ANESTHÉSIE LOCALE

Obtenue par les injections sous-gingivales de cocaïne et d'acide phénique ou d'une solution simple d'acide phénique pour l'avulsion des dents, etc , par Georges Viau, officier d'Académie.

In-8, 29 pages 1 50

NOTE SUR L'EMPLOI DE LA COCAINE
PAR LE DOCTEUR DAVID

Paris 1884 . . . . » 50

COCA, COCAINE ET SES SELS
PAR WILLIAM MARTINDALE F. C. S.

Avec illustrations. En anglais 2 50

LES QUALITÉS ANESTHÉSIQUES
DE LA
COCAINE DANS L'ART DENTAIRE
PAR LE DOCTEUR E.-S. OUDSCHANS
Chirurgien-dentiste à Amsterdam.

Brochure in-8, 15 pages . . . . 2 fr.

ANESTHÉSIE LOCALE

Par les injections sous-gingivales de chlorhydrate de cocaïne.
Par A. Jousset et Ch. Cacan

Paris 1887 . . . . 2 fr.

SERINGUES HYPODERMIQUES
POUR L'INJECTION DE LA COCAÏNE

MODÈLE DE M. G. BRUNTON

Toutes les parties en métal sont dorées. Pour éviter la formation du vert-de-gris, les aiguilles droites et courbes sont en argent doré.

Seringue complète avec deux pointes, fil à nettoyer, le tout dans un écrin. Prix, **18** francs.

MODÈLE ANGLAIS

Seringue complète en maillechort, deux pointes, droites et à angles droits, avec écrin. Prix, **12** fr. **50**

MODÈLE DE M. VIAU

Seringue complète, comme ci-dessus. Prix, **8** et **10** fr.

PURODENTINE

Pâte pour les dents, préparée suivant la formule du Dr J.-B. Rottenstein, tablettes carrées en boîtes de verre. Chaque, **4** fr. **25**.

COMPOSITION PERFECTIONNÉE
POUR IMPRESSION

En boîte d'une 1/2 livre. . . . . la livre. **6 50**
Les 6 livres . . . . , ... net. **35** »

BOITES A POUDRE DENTIFRICE

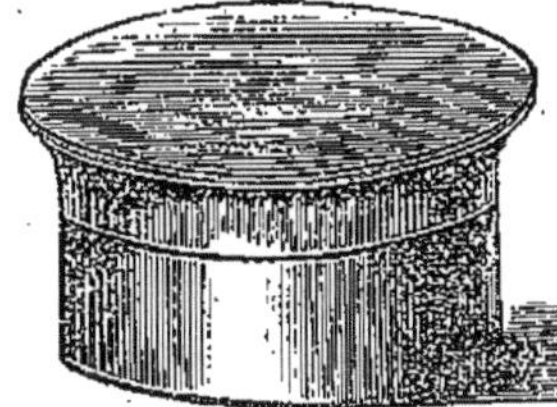

N° 1, grandes . . La douzaine. 3 50
N° 2, moyennes . . — 3 »
N° 3, petites. . . — 2 50

Ces boîtes sont en bois verni et se livrent avec couvercles droits ou saillants.

Les mêmes boîtes, non vernies, valent 2 fr. 50 de moins par grosse.
Plaques gravées pour étiquettes, avec 150 étiquettes. Depuis 15 »
Tirage de plaques appartenant aux dentistes, le cent. — 1 50
Etiquettes imprimées avec nom et adresse, sans plaque. Le cent depuis 2 50
Pour étiqueter les boîtes, on compte par grosse 1 50

ANESTHÉSIE LOCALE
(Appareil à éther de Richardson)

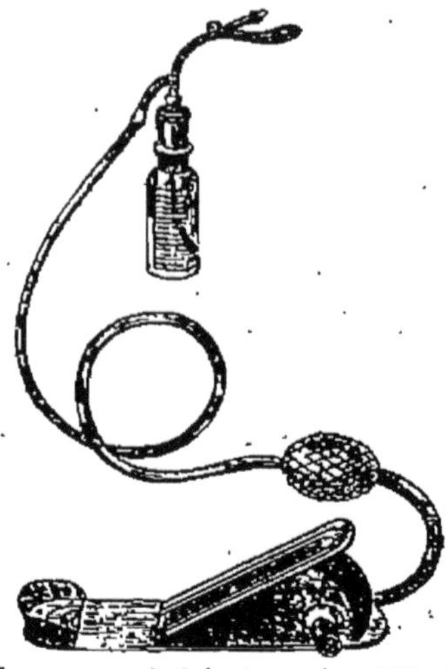

Appareil à éther ou pulvérisateur (modèle du Dr Richardson), comprenant un flacon gradué, trois becs différents, un droit, un courbe et un à double jet, ayant chacun leur application suivant les cas; un écarte-joue; un soufflet à pédale avec tubes de raccord en caoutchouc. Complet dans une boîte en bois . . . . 45 »

Le même appareil, avec soufflet à main . . . . 35 »

ETHER
Ether anesthésique spécial pour l'emploi du pulvérisateur. En boîtes de fer-blanc, soudées pour l'exportation.

Le flacon, 20 onces . 12

— 10 onces. 7

PLOMBAGE DE JACOB
En gutta-percha|

Cet excellent plombage est un de ceux dont la réputation se maintient au plus haut degré.

Connu depuis trente ans et essayé par la plupart des praticiens, tous, d'un commun accord, témoignent de leur satisfaction. La pureté des matériaux employés, sa dureté et sa couleur le recommandent à tous comme un plombage sérieux et pouvant durer des années dans la bouche.

Si on réfléchit que l'once égale deux onces et demie du plombage américain de Hill de S. S. White, ou quatre onces et demi de Caulk, il est facile de voir que ce produit se recommande tout autant pour son excellence que pour son prix.

Se fait en petits blocs de différentes grandeurs ou en tablettes. Chaque boîte contient pour environ cent plombages ordinaires.

Prix . . . . 5 fr.

PLOMBAGE TEMPORAIRE DE GILBERT
La boîte 2 50

BOITE - SAC PORTATIVE

POUR INSTRUMENTS

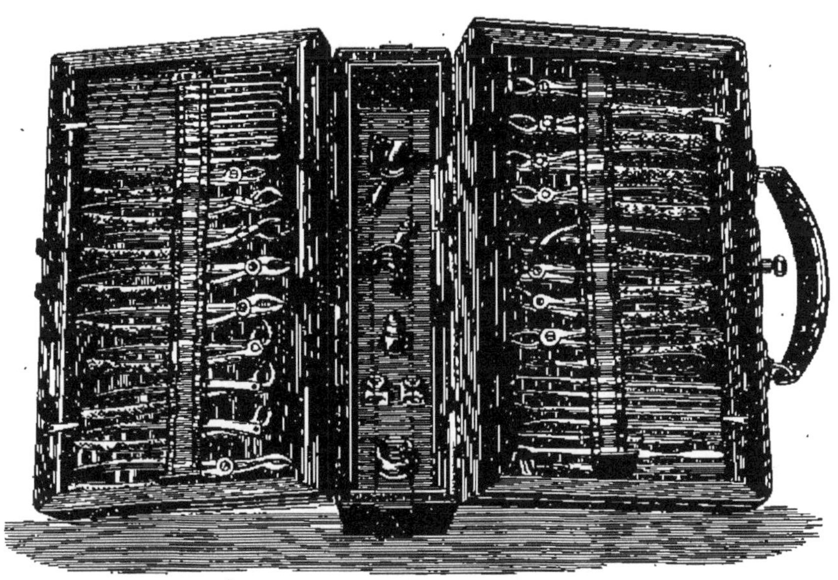

N° 2

Longueur, 0ᵐ35; profondeur, 0ᵐ27 ; grande largeur, la boîte ouverte, 0ᵐ50.

Disposée pour contenir 16 daviers, élévatoire, miroir à bouche, lancette et une collection de fraises, excavateurs, fouloirs, instruments à nettoyer, etc., et munie d'un compartiment pour porte-empreintes, plombages et divers, suivant vignette.

L'un des côtés a deux plateaux superposés.

En chagrin, doublée en velours, avec montures nickelées, serrure et clef. . . . .   75 »

En maroquin, doublée en drap, avec montures nickelées, serrure et clef . . . .   65 »

En mouton, doublée en drap, avec fermetures nickelées, sans serrure . . . .   55 »

Modèle plus petit sans serrure 27 50
—   avec serrure . . . .   40 »

TROUSSE D'ÉTUDIANT

MODÈLE ADOPTÉ PAR L'INSTITUT ODONTOTECHNIQUE DE FRANCE

Préconisé par M. MICHAELS, démonstrateur et professeur de médecine opératoire.

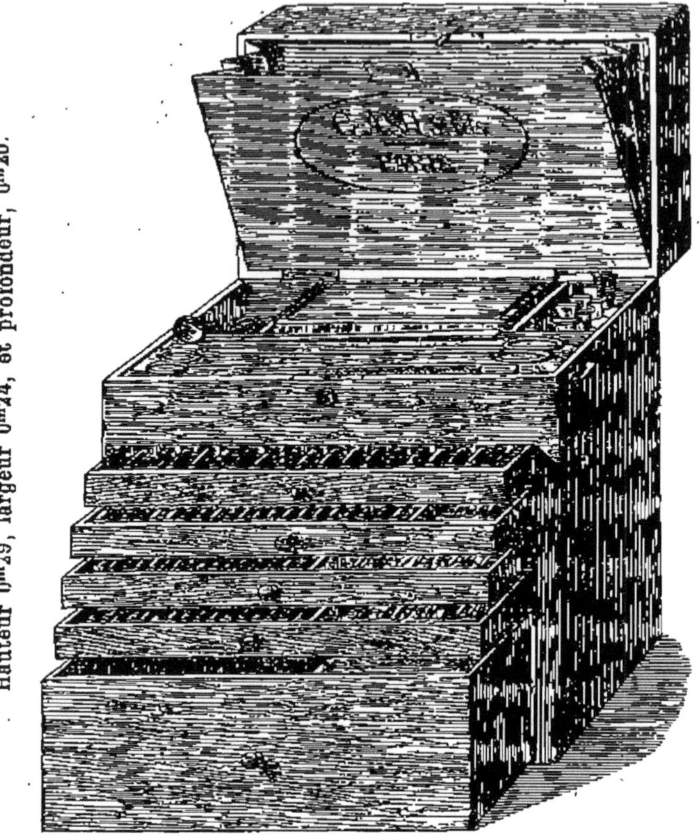

CONTENANT

1 miroir à bouche en ébène	9	»
— à main	1	75
1 lampe à esprit de vin de White	2	25
1 seringue	9	»
1 flacon . . . Chaque.	»	75
1 pierre montée	4	50
1 écrin pour l'or	3	50
1 pompe à salive	11	»
1 paire de ciseaux pour or	3	75
— pour gencives (courbe)	4	50
1 plaque en verre dépoli	1	25
1 bague à charnière pour fraiser	2	50
1 douz. 1/2 limes à séparer, la douz.	4	»
3 rifloirs pour la bouche, chaque	»	75
3 limes à racines	»	65
— — (courbe)	»	75
3 limes bayonnette . . . chaque.	»	85
2 spatules de Rewney	2	75
1 — double, pour la cire	2	20
7 fouloirs . . . chaque.	2	»
5 écailloirs . —	2	»
5 brunissoirs —	2	»
13 fraises —	1	40
30 excavateurs —	1	25
1 fouloir de Woodson, n° 3. —	3	75
3 sondes doubles —	2	»
1 pince à aurifier	9	75
1 maillet en étain	3	50
2 fouloirs à gros manche, chaque	8	»
1 jeu de 13 instruments fabriqués spécialement sous la direction de M. Michaels . . . le jeu.	25	»

TOUS LES INSTRUMENTS SONT NICKELÉS

La trousse est en chêne avec tiroirs, poches pour l'or, compartiment pour les instruments, fermoir à clef. — Prix de la trousse complète, 268 fr. 40. — Vide, 40 fr.

Nota. — Il sera fait un escompte de 10 0/0 sur les instruments, seulement aux Étudiants de l'École

FAUTEUIL DE WILKERSON AMÉRICAIN
DE S. S. WHITE.

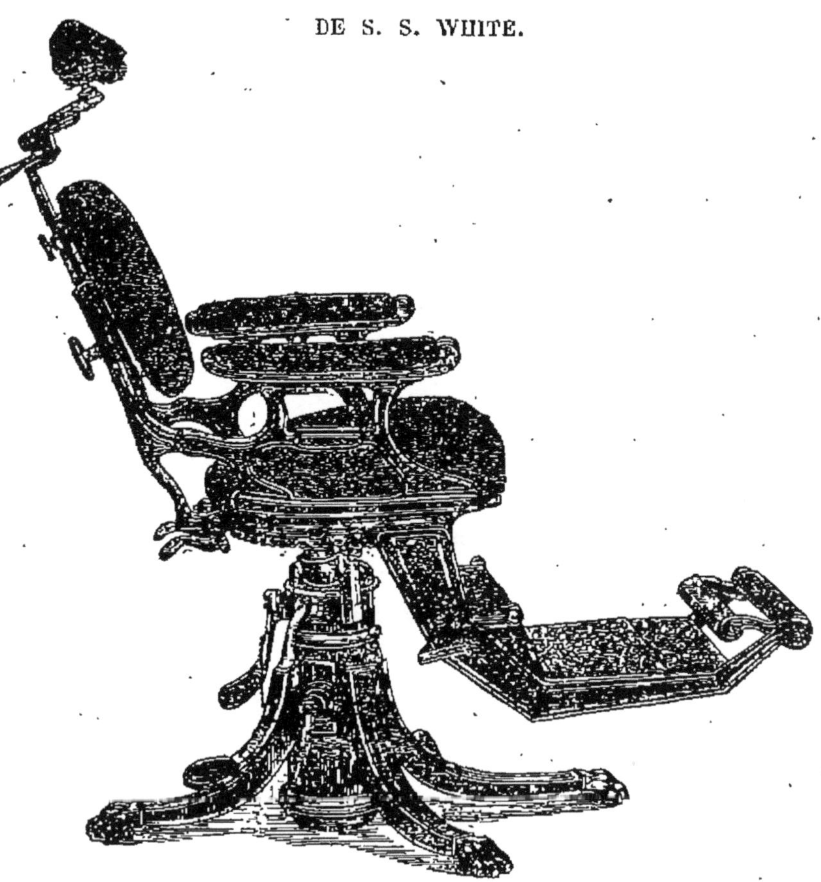

La figure ci-dessus représente très exactement ce fauteuil avec tous les plus récents perfectionnements, surtout pour le dossier et l'appui-tête. Il peut être employé par un opérateur travaillant avec la main droite ou la main gauche, étant construit de manière à ce que l'on puisse commander les principaux mouvements de chaque côté.

	Fr.	C.
Fauteuil américain recouvert grenat ou vert	950	»
Tablette porte-instruments, avec lampe et crachoir . .	165	»
— — avec tablette de " Holmes ".	290	»
— — — de " Allan " .	190	»
Porte-crachoir se fixant au fauteuil	30	»
Crachoir s'adaptant au porte-crachoir	30	»

Emballage non compris.

VIENT DE PARAITRE :

NOTES SUR LES ANESTHÉSIQUES

Par Arthur S. UNDERWOOD

*Professeur d'anatomie et de physiologie dentaires et chirurgien
à l'hopital dentaire de Londres.*

Traduction du Dr DARIN

Brochure in-8 . . . . 2 fr.

Ce manuel a pour but d'exposer les idées le plus généralement acceptées en ce qui concerne les dangers et les risques de l'administration des anesthésiques, et les précautions multiples à recommander pour éviter les accidents. Les renseignements qu'il contient ont été empruntés à diverses autorités, et sa publication actuelle, sous forme de brochure, est destinée à combler une lacune, car le besoin d'un ouvrage sur les anesthésiques se faisait sentir.

M. Woodhouse Braine a bien voulu revoir les épreuves de ce livre, qui peut dès lors être considéré comme ayant reçu la sanction d'un spécialiste autorisé. L'auteur n'a pas songé à écrire un traité complet sur la science et l'art de l'anesthésie, mais il s'est borné à recueillir dans les journaux et les traités classiques les opinions courantes et les plus scientifiques pour servir de guide aux praticiens qui ne peuvent pas avoir recours aux lumières d'un spécialiste et qui n'ont ni le temps, ni le moyen de compiler un grand nombre d'ouvrages.

L'auteur donne un court résumé de l'histoire des anesthésiques, et traite du protoxyde d'azote, de l'éther et du chloroforme. Les autres agents insensibilisateurs ont été laissés de côté comme ne rentrant pas dans le plan du manuel.

TEXT BOOKS
Used at the Dental Hospital of London.

BLOXAM AND HUNTINGTON. — METALS, THEIR PROPERTIES AND TREATMENT. By C. L. Bloxam, Professor of Chemistry in King's College, London.

Price . . . . . . 5s.

BRYANT. — A MANUAL for the PRACTICE OF SURGERY. By Thomas Bryant, F.R.C.S., Senior Surgeon to, and Lecturer on Surgery at Guy's Hospital. Fourth Edition, with 750 Illustrations (many being coloured), and including Six Chromo-Lithograph Plates, especially drawn for this edition. Two volumes, 1520 pages, crown 8 vo.

Price . . . . . . 32s.

GRAY. — ANATOMY, DESCRIPTIVE AND SURGICAL. By Henry Gray, F.R.S., late Lecturer on Anatomy at St. George's Hospital.

Price . . . . . . 36s.

HUXLEY. — LESSONS IN ELEMENTARY PHYSIOLOGY. By Thomas H. Huxley, L.L.D., President of the Royal Society. Revised Edition (1885), with 113 Illustrations. 370 pp. and Index.

Price . . . . . . 4s. 6d.

TOMES. — A MANUAL OF DENTAL SURGERY. By Sir John Tomes, M.R.C.S., F.R.S., etc., and Charles S. Tomes, M.A., M.R.C.S., F.R.S., etc. Third Edition, revised and enlarged, with 229 Engravings, 772 pp. and Index, crown 8 vo.

Price . . . . . . 15s.

TOMES. — A MANUAL OF DENTAL ANATOMY, HUMAN AND COMPARATIVE. By Charles S. Tomes, M.A., M.R.C.S., F.R.S., etc., late Lecturer on Anatomy and Physiology at the Dental Hospital of London. Second Edition. With 191 Engravings, 440 pages, crown 8 vo.

Price . . . . . . 12s. 6d.

BOOKS

AMERICAN SYSTEM OF DENTISTRY, The. In Treatises by various Authors. Edited by WILBUR. F. LITCH, M.D., D.D.S., Professor of Prosthetic Dentistry, etc., in the Pennsylvania College of Dental Surgery, Philadelphia.

In three volumes as under:

VOLUME I. Regional and Comparative Dental Anatomy ; Dental Histology and Dental Pathology. With 537 Illustrations and 6 Plates. Royal octavo, pp. 1010 and Index.

VOLUME II. Operative an Prosthetic Dentistry, with 1035 Illustrations and 3 Plates, pp. 1100 and Index.

VOLUME III. Anæsthesia and Anæsthetics; Physiology of Digestion, Voice and Speech ; Associate Dental and Oral Pathology ; Oral Surgery ; Eruption of the Teeth ; Materia Medica and Therapeutics ; Metallurgy ; and Jurisprudence. With 301 Illustrations, pp. 1024 and Index.

FOR SALE BY SUBSCRIPTION ONLY

Price, per set of three volumes,	Coth.	..	..	72s. net.
»	»	Leather ..	..	84 »
»	»	Half Morocco, gilt top.		96 »

ESSIG. — DENTAL METALLURGY. By CHARLES ESSIG, M.D., D.D.S , Professor of Mechanical Dentistry and Metallurgy in the University of Pennsylvania, Dental Department.
Second Edition, revised and enlarged, cloth 8vo. 7s.

MITCHELL.. — THE DENTIST'S MANUAL OF SPECIAL CHEMISTRY. By CLIFFORD MITCHELL, (A. B. Harv) M.D. 252 pages and Index. Price .. .. .. 10 s.

RYMER. — NOTE-BOOK FOR DENTAL STUDENTS (Dental Anatomy and Physiology). By JAMES RYMER, L D. S. Eng., M. R. C. S. Foolscap 8vo., cloth, 63 pages and Index .. 2 s.

TALBOT. — IRREGULARITES OF THE TEETH AND THEIR TREATMENT. By EUGENE S. TALBOT, M. D., D. D. S., Professor of Dental Surgery in the Woman's Medical College, Lecturer on Dental Pathology and Surgery in the Rush Medical College, Chicago.
With 152 Illustrations, 160 pp. and Index .. .. 10 s.

WHITE. — A MANUAL of ELEMENTARY MICROSCOCAL MANIPULATION FOR THE USE OF AMATEURS. By T. CHARTERS WHITE, M. R. C. S., L. D. S., late President of the Queckett Microscopical Club.
Foolscap 8vo., 7 Illustrations, 104 pages and index .. .. 2s. 6d.

« This little book is likely to be useful to many dental Students who are anxious to acquire some knowledge of general microscopy... It will indicate to the student the wide range of studies which his instrument is capable of opening out for him, and create a desire for en acquaintance with some more advanced text-book on the subject.» — *The Journal of the British Dental Association.*

SOUS PRESSE

PARAITRA PROCHAINEMENT :

LÉSIONS ET MALADIES DES MACHOIRES

PAR

CHRISTOPHER HEATH F. K. C. S.

Professeur de clinique chirurgicale à University College,

Chirurgien de University college Hospital,

Chirurgien consultant de l'hôpital dentaire de Londres.

TRADUCTION

DU D^r. G. DARIN

POUDRES DENTIFRICES

(DE C. ASH ET FILS)

N° 1	N° 2	N° 3
Racine d'iris en poudre.	Racine d'iris en poudre.	Racine d'iris en poudre.
Os de seiche pulvérisé.	Craie précipitée.	Os de seiche pulvérisé.
Alun en poudre.	Essence de roses.	Craie précipitée.
Huile de bergamote.	Huile de bergamote.	Huile de bergamote.

Ces poudres sont préparées avec le plus grand soin ; les ingrédients qui les composent sont parfaitement pulvérisés et mélangés. Ces ingrédients sont de première qualité et sont fortement recommandés.

N° 1, fine, parfumée avec de l'huile de bermagote.

— 2, moyenne, — — et essence de roses

— 3, grosse, — —

Ces poudres se livrent en boîtes de fer-blanc soudées.   La livre.   5 »

Poudres dentifrices de S. S. White, n° 1.   La livre.   8 »

— — — n° 2.   —   5 »

Tablettes (composition dentifrice du Dr Lyons), en boîtes. . . . . La douz.   22 50

SAVON DENTIFRICE

(Nouvelle préparation, fabrication française.)

Ce savon est composé des produits les plus purs, et possède toutes les qualités détergentes, anti-acides, toniques, stimulantes que l'on peut désirer dans un bon dentifrice.

Se fait parfumé au Wintergreen et à la menthe.

Nous sommes heureux d'informer nos clients que par suite de la grande vente de ces savons nous avons pu en diminuer le prix : En boîtes de verre opale, et carton.

Prix : au lieu de 15 francs, 12 francs la douzaine.

SAVONS EN BOITES DE CARTON SEULEMENT :

Prix : au lieu de 12 francs : 10 francs la douzaine :

Prière de dire s'il faut livrer avec étiquettes françaises ou américaines.

SAVONS DE OSCAR SUTTON

En boîtes de verre. . . . . chaque.	2 50	La douz.	25 »
— de métal. . . . . —	1 25	—	12 »

SAVONS DE S. S. WHITE

Savons à la menthe.		La douz.	12 »
— Wintergreen		—	12 »
— à la rose.		—	15 »

IMPRIMERIE PAUL BOUSREZ, RUE DE LUCÉ, 5, TOURS.

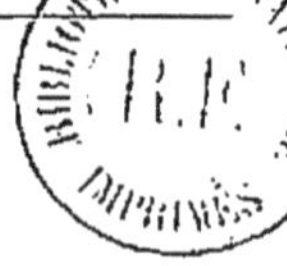

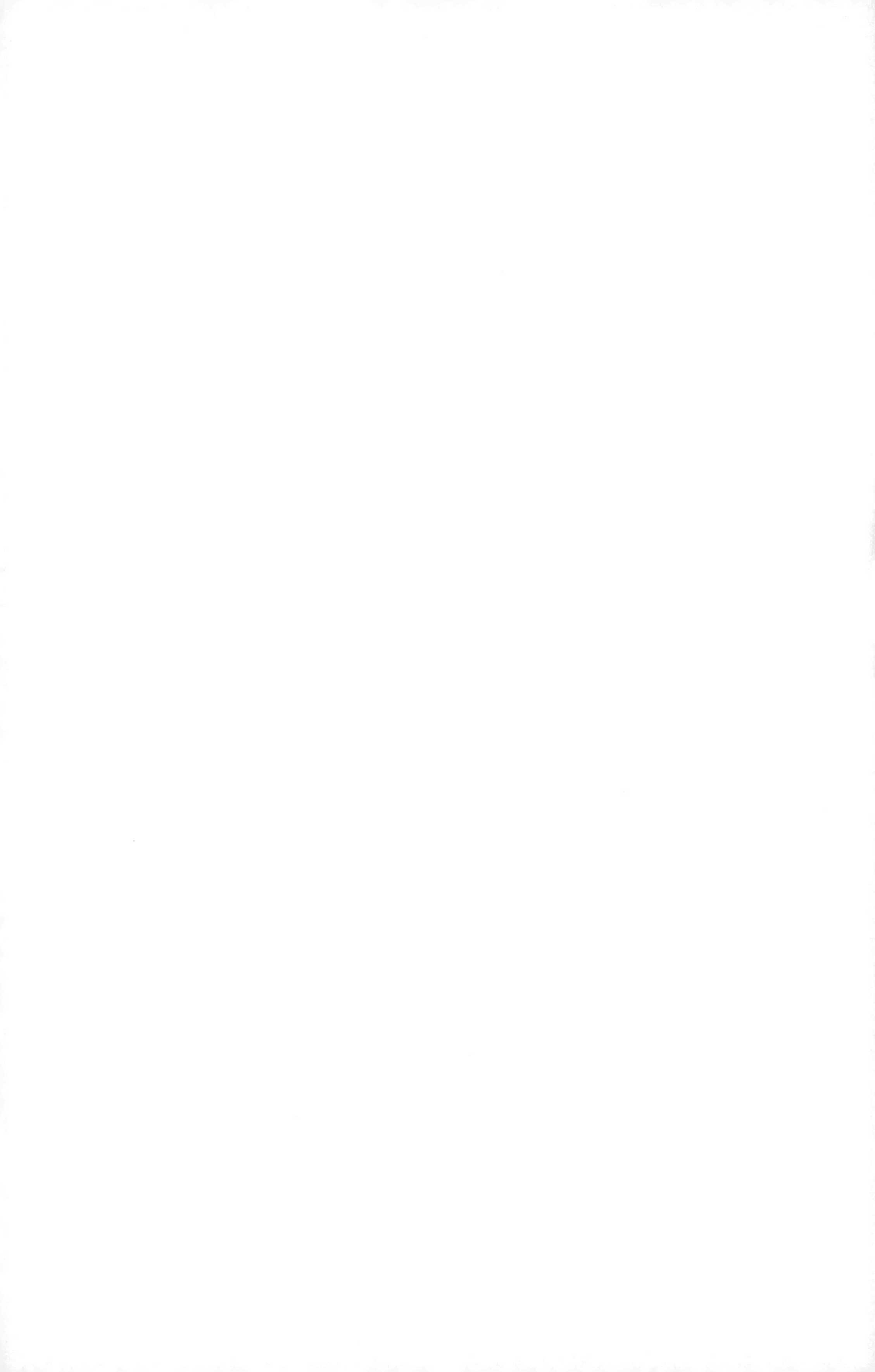

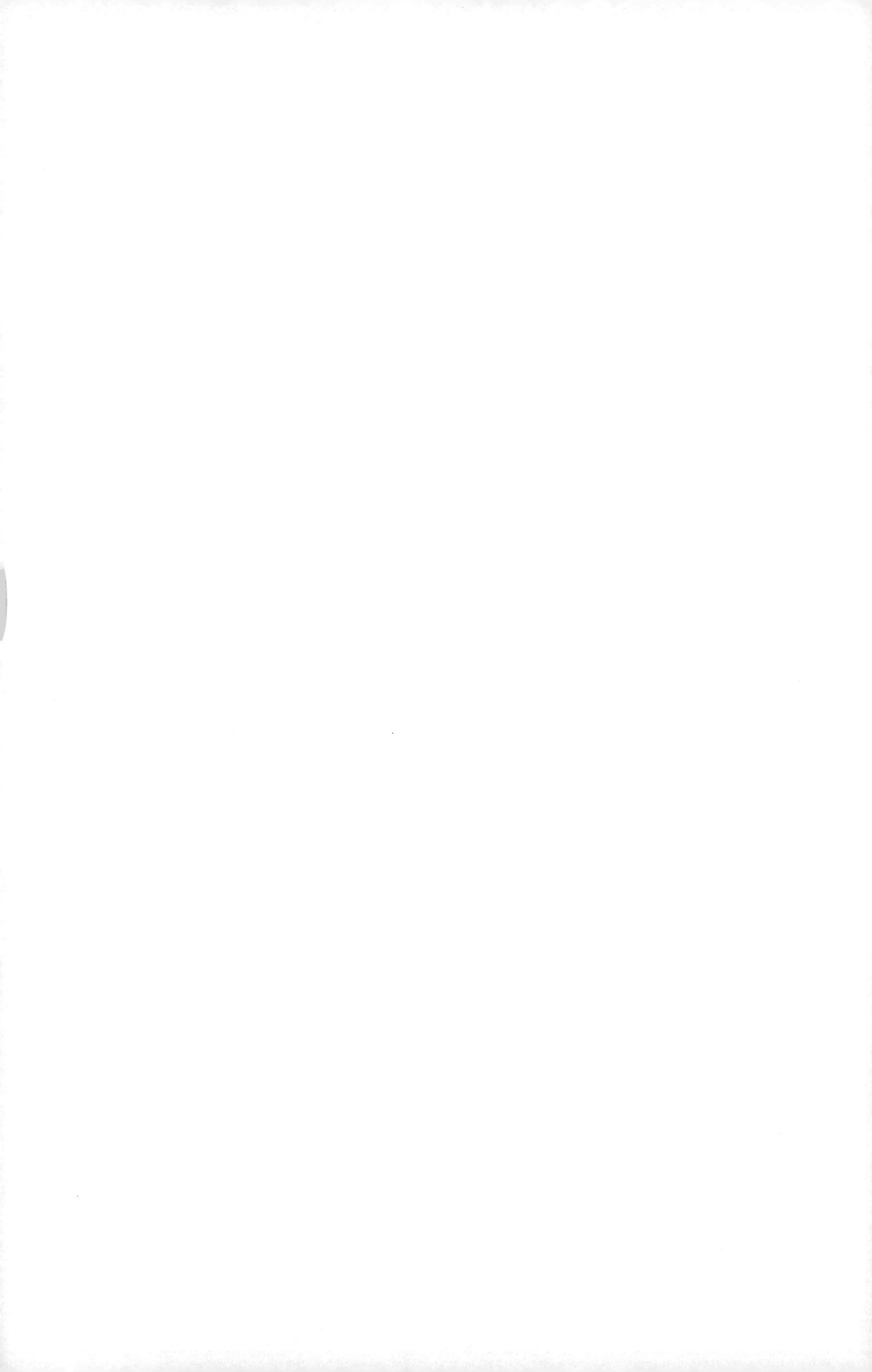